末期がん
バイブル

ステージ4からの
サバイバル・ガイド

ユニバーサルクリニック川崎　院長
医学博士
白川太郎 著

四海書房

はじめに

私が医学研究者としての道を歩み始めてから、およそ30年。そのなかでも末期がんの治療を終生のテーマの1つとして臨床研究を始めてから、早いもので10年以上の歳月がたちました。

そのあいだにも医学は長足の進歩をとげ、かつては不治の難病とされていた幾多の疾病《しっぺい》が治療可能となるか、あるいはその途上にあります。

しかしながら、がん、特に末期のがんについては、いまだに日本における死亡原因第1位の不治の難病とされ、不幸にも毎年37万人もの患者さんが大きな苦痛をともなう終末治療の末に亡くなっています。

私は研究者として、臨床医として、この状況に心を痛め、なんとか治療の糸口を見いだせないものかと、日々心をくだいてきました。

その結果を結論から申し上げます。

末期がんの治療には、日本の医療界で広く採用されていない有効な方法が、まだまだ多数あります。

全身に転移したがんの進行を食い止め、あるいは後退させ、健康な生活を取り戻す具体

当クリニック最新の２年半生存率

原発部位	経過	患者数	経過年 0.5年	1.0年	1.5年	2.0年	2.5年
胃	生存	13	13	12	12	12	12
	死亡	0	0	1	1	1	1
すい臓	生存	14	14	14	14	13	13
	死亡	0	0	0	0	1	1
肝臓	生存	13	13	12	11	10	10
	死亡	0	0	1	2	3	3
前立腺	生存	15	15	15	15	15	15
	死亡	0	0	0	0	0	0
乳房	生存	20	20	18	16	15	15
	死亡	0	0	2	4	5	5
胆管／胆のう	生存	10	10	9	8	8	7
	死亡	0	0	1	2	2	3
大腸	生存	21	19	18	18	18	17
	死亡	0	2	3	3	3	4
肺	生存	16	16	15	14	14	13
	死亡	0	0	1	2	2	3
頭部／頚部	生存	18	18	16	16	16	16
	死亡	0	0	2	2	2	2
合計生存数		140	138	129	124	121	118
合計死亡数		0	2	11	16	19	22
生存率		100%	98%	92%	88%	86%	84%

的な方法については、これから本書でご説明していきますが、まずは上の表をご覧になってください。

これは私が自身の研究をふまえて実践した治療法で打ち立てた、末期がん患者さんの2年半生存率84パーセントという数字の内訳です。

近年の国立がんセンターをはじめとする権威あるがん治療機関の2年生存率がおおよそ10パーセントから17パーセントで

あることを考えれば、この数字がきわめて高水準にあることはご理解いただけると思います。

しかしながら、この成果は私ひとりの功績であるとはとても申し上げられません。幾多の先人たちの長年にわたる研究。

そして何よりも、私がこれまで担当させていただいた500人を超える患者さんたち。愛する家族のため、そして自分自身のために命をかけてがんと戦うことを決意し、この私を伴走者として選んでくださった患者さんたちの命の結晶でもあります。

2010年代に入って、自身の研究アプローチにようやく確信めいたものをおぼえた私は、これまで幾度か研究成果を書籍の形で世に問うてきました。

本書は、その最新のご報告です。

私の研究はまだまだ発展途上にあります。これからも、がんという病魔の弱点を巧みにとらえて、患者さんご本人のQOL（生活の質。患者さんがすこやかに暮らせること）を損なわずにがんだけを的確に撲滅する方法を求めて、私の戦いは続きます。

本書が、末期がんと全力で戦うことを決意した患者さんとご家族の一助となることを願ってやみません。

はじめに

白川太郎

■目次■

第2章　現在のがん治療を取り巻く状況……65
――標準療法とその問題点

序章

がん治療5・0への招待

医者として、そして科学者として

この章では、私の臨床医《りんしょうい》、そして医学者としての基本的な考え方を紹介し、あわせてこの本全体の内容の大まかな紹介をさせていただきます。

※臨床医……実際に患者さんの診療に関わる医師のこと

前書きでも申し上げた通り、私の末期がん治療への取り組みは10年以上にわたりますが、そのなかで、自身の信条として確立したポリシーが２つあります。

１つは、患者さん本位の治療を心がけること。

１つは、科学者として仮説、検証を重んじること

この２つです。

１つ目から説明していきましょう。

患者本位の治療①

〝患者本位〟という態度には、２つの意味があります。

1つは、その患者さんを治療すると決めたら、その人の人生を丸ごと抱え込むだけの覚悟を決めること。決して途中で放り出したり、責任逃れをしたりせず、最後まで最善をつくすことです。

よしんば力及ばず患者さんが亡くなられたとしても、遺族のかたへのご挨拶は欠かしません。可能であればお通夜と本葬に、遠方のかたであれば四十九日までの落ち着いたあたりを考慮して線香をあげさせていただきにうかがいます。

ときに遺族のかたたちから激しくののしられることも、もちろんあります。それでも私はこの習慣をやめるつもりはありません。そして、自身の中で「自分の治療がベストな選択であったか?」と反省を心に刻むのです。

いっぽうで、治療を引き受けるにあたっては私からも患者さんに3つの条件を求めます。

①患者さん本人に「絶対に生きる」という強い意志があること
②家族や友人など、周囲が覚悟を決めてサポートすること
③私たち医療スタッフとの信頼関係を築くこと
（この3つにつきましては、第5章で詳しく説明します）

こうした双方からのゆるぎない信頼関係にもとづいて、私は治療を進めていきます。

患者本位の治療②

〝患者本位〟の2つめの意味、それは〝治療効果が確信できるのであれば、あらゆる手段をためらわずに使う〟ということです。

呼吸器疾患の遺伝子研究のために英国オックスフォード大学へ留学して10年、京都大学から公衆衛生学の教授として招かれ、ふたたび日本の医学界に舞いもどった私が目にしたのは、渡英以前にはまだしも存在していた医師と患者の信頼関係の完全な崩壊でした。

患者さんたちの意識の高まりと知識の普及や、たび重なる医療ミスなど、そこにはいろいろな原因があるでしょう。しかし結果として日本の医療は訴訟を恐れるあまりに、あとから責任を問われないようにと、公的に認められた治療法を守ることだけにとらわれ、肝心の患者の命を助けることをおろそかにしているように思えてなりませんでした。

「学会が決めたガイドラインの通りに治療しましたから、患者さんが亡くなっても私の責任ではありませんよ」というわけです。

いっぽう患者さん達は、そうした医師たちへの不信感から何をしているかといえば、効果もさだかではない鍼灸、漢方、サプリメントといった代替療法です。

当時の私は遺伝子という近代西洋医学の最先端を研究していましたから、「そんなもの、効くわけがない」と一笑に付していました。そこで、それならばいっそ、どれだけ効果が無いか検証してやろう、と研究をしてみたら、なんと代替療法の中には、ごく一部ですが実際に効果のあるものが存在していたのです。

このときから私の中で、先端医療と代替医療を組み合わせた〝統合医療〟の探求が大きなテーマになりました。

ところが、当時は現在とちがって栄養療法や東洋医学など、代替療法の理解はまったくといっていいほど進んでおらず、私が「これからは統合医療だ」と研究テーマを打ち出すと、「最先端医療を研究するために呼んだ医学者が代替医療とはなにごとだ！」と非難の嵐です。まったく孤立無援の状態で研究を進めなければなりませんでした。

しかしながら、今も昔も私の信念は変わりありません。それは、「自身の研究から〝効果がある〟と分かるものであれば、標準医療であろうと代替医療であろうと、あらゆる手段を駆使して患者さんの治療に当たる」ということです。

科学者として仮説、検証を重んじること

私は臨床に従事する医師でありますが、医学者でもあり、研究者、つまり科学者でもあります。

科学者の行うこと、それは、

・自身のテーマについて正しい理論を打ち立てるために仮説を立てる
・仮説に関連する膨大な資料に目を通して有用なデータを集める
・データを実際に検証して結果を観察し、データと検証結果に食い違いがあれば、それをフィードバックして自身の仮説に修正を加える
・修正した仮説に基づいて、さらに検証を行う

これを正しい理論が見つかるまで何度でも繰り返すことです。

この〝科学の本質〟という土俵に乗ってしまえば、西洋医学も東洋医学も、標準医療も代替医療も関係がありません。ただ現実として正しい手法だけが残るのです。

ただし、私は実際に患者さんを治療する臨床医でもありますから、患者さんに使用するのは安全かつ有効と認められた手法に限られます。

また、末期がんの治療は時間との戦いでもあります。たとえ効果があるとしても、結果が出る前に患者さんが亡くなっては意味がありません。

そうした基準をクリアして私が自身の手法として確立したのが、この本でご紹介する2つの最先端の治療法、

・免疫療法
・遺伝子治療
それに2つの代替療法、
・栄養療法
・温熱療法
合計4つのアプローチです。
また、現在その効果に注目している複合ハーブや安定ヨウ素水を用いた手法などについてもご紹介していきます。

標準医療＋代替医療＝統合医療

先に申し上げた通り、私は末期のがん患者さんを救うための手段について、誰が開発したか、誰が推進しているか、などを一切区別しません。

患者さんが元気になってくれさえすれば、それでいいのです。

最近では、こうした東洋／西洋、最新／伝統の区別にとらわれない医学を標準医療＋代替医療の意味で〝統合医療〟と呼ぶようになってきました。

ですから私もこの本では統合医療という言葉を使います。

いっぽう、世間の大多数の病院では、がんに対して西洋医学、それも最先端から少し遅れて普及した標準医療とされる手法だけを主に用います。すなわち、

・手術
・放射線
・抗がん剤

の3つです。

世の中の資料や、ちょっとくわしい書籍を読めば、こんなふうに書いてあります。

「がんの標準医療とは、決して安価だから、簡単だからと標準にされている平凡な方法ではない。もっとも効果の高いことが証明された手法だから、保険が適用される標準医療と

呼ばれているのだ」

本当にそうでしょうか。

もし標準治療が安全で効果の高い手法だとしたら、なぜ現在に至るも、年間37万人もの死亡者が発生しているのでしょう。

結論から申し上げます。

現在、日本の医学会が採用している標準療法は副作用も大きく、特に末期のがん患者さんに対しては、要らない苦痛を増やし、むしろ死期を早めることすらあるのです。

特に全身にがん細胞が転移した末期がんの治療としては、標準医療では抗がん剤のほかに打つ手がありません。

この抗がん剤を末期のステージ４（ステージについては、あとで詳しく説明します）のがんに使用することが、いかに患者さんのＱＯＬ（生活の質）を下げ、寿命をちぢめ、患者さん全体の利益をそこなうかについては、もっと広く知られるべきです。

私たち医学者は、抗がん剤の悲劇について周囲の理解を得るために積極的に発信していくべきです。そして抗がん剤にたよらない末期がんの治療法と技術を日本の医学界から世界に発信していくことを私は望んでいます。

がん治療5・0への招待

旧来のがん標準医療は患者さんの負担が大きすぎます。それでも医学界全体としては、がん細胞だけを除去し、患者さんの健康な部分そのものは傷つけないよう、その手法は少しずつ進歩してきました。

これを最近の言い回しでバージョン番号ふうに表記すると、がん治療は、

1・0　外科手術

これが最初の手法です。

転移したがんには効果がないうえに、患者さんの身体を大きく傷つけ、健康をそこないます。

2・0　抗がん剤、放射線

患者さんの身体を傷つけることこそしませんが、がんと一緒に健康な細胞まで攻撃してしまう副作用の大きい手法でした。

3・0　分子標的薬、遺伝子解析

がん細胞だけを目標に対策をとり、攻撃するように洗練されてきましたが、やはり副作用その他の危険性からは無縁ではいられませんでした。

4・0　免疫療法、遺伝子治療

これが現在の最新のアプローチです。人のがんに対抗する力を利用して、最も自然な形でがんを体内から除去する手法です。

がん治療次世代のアプローチ

がん治療4・0まで来て、これまでの「がんを攻撃して体内から除去する」というアプローチは一応の完成を見たといえます。

それでは、第5世代の〝がん治療5・0〟とは何か。

それは、〝がん細胞をもとの健康な細胞に戻す〟という、旧来とは次元の違う次世代のアプローチです。

現在のところ、研究はスタートしたばかりですが、これがもっとも自然な形でがん患者さんを元の健康な状態に戻す究極の回答であると私は考えています。

実際、複合ハーブを用いた試験的な治療では、限定された範囲ではありますが良好な反応が得られています。

まだすべての患者さんに適用できるほど標準化されたアプローチではないとはいえ、今後の希望も含めて、本書の最後にご紹介させていただきます。

この本の内容について

この本は私の最新の知見と実践している治療法を紹介することを目的としていますが、がん、特に末期がんの患者さんが最初に読む本としても使用に耐えるように内容を工夫しました。

第１章　がんに関する基礎知識では、がん全体に関する基礎知識を広くご紹介します。すでに複数の専門書をお読みになっている読者のかたでも、一度は目を通していただくことをお勧めします。

第２章　現在のがん治療を取り巻く状況では、現在の標準的な医療機関が採用している検査方法、治療方法を紹介し、あわせてその問題点を指摘します。

第３章　末期がん統合医療の世界では、これまで私がその時代ごとの最新の知識に応じて取り入れてきた４つの療法の特徴と効果を説明します。

第４章　新時代の統合医療〝がん治療５・０〟では、現在の私の最新テーマである、がん治療５・０、すなわち〝がん細胞をもとの健康な細胞に戻す〟というアプローチを、実現手段である複合ハーブ〝Ｇ＆ＣＶ〟とともに紹介していきます。

第５章　あなたががんと診断されたらでは、あなたやご家族が末期がんとなられた場合、私のクリニックではどのような診療を行うのか、具体的に解説していきます。

これらの各章は、頭から順番に読んでいっても、ご自身の知識の足りないところを補うために拾い読みしていただいてもかまいません（できれば一度は最初から終わりまで読んでほしいとは思いますが）。そして、ご自身の、あるいはご家族のがん治療における方針の参考の一部としてください。

第1章

基礎知識編

——そもそも〝がん〟とは何なのか

がんとは何か

この章では、まずは読者のかたに、この〝がん〟という難病についての知識を深めていただきます。すでに十分な知識のあるかたは読み飛ばしても構いませんが、まずは私たちの〝敵〟の本質を知るためにも一度は目を通されることをおすすめします。

そもそも〝がん〟とは何なのか

そもそも、がんとはいったい何でしょうか？

簡単に言ってしまえば、

人体の中で、全体の調和とコントロールをはずれて際限なく分裂・増殖をはじめ、さらに全身に散らばっては同じように増殖を繰り返したあげく、その人の生命活動に悪影響を与える細胞のかたまり

のことです。

〝悪性新生物〟という言葉もありますが、意味は同じです。

〃腫瘍《しゅよう》〃という呼びかたも、おそらくご存知でしょう。ただし、全身に広がってまで悪さをしない腫瘍は〃良性腫瘍〃といって、がんのような〃悪性腫瘍〃とは区別されます。

がんの分類

この腫瘍、つまりがんですが、さまざまな分類方法によって分けられています。

まずは発生した場所によって呼びかたがことなります。

癌とがん――上皮性と非上皮性

人体には上皮性細胞という組織があります。簡単に言えば、臓器の表面や消化管の内壁、皮膚など、何らかの形で内部と外部をへだて、両者の間で仕事をする組織のこと、つまりは〃壁〃です。通常のがんは上皮組織で発生するもので、これを漢字で〃癌〃と書きます。

いっぽう、筋肉や骨髄など上皮性細胞ではない部位、つまり非上皮性細胞組織の内部で発生するものは肉腫と呼ばれ、さらに造血器官に発生する白血病やリンパ系に発生する悪性リンパ腫など、それらすべてをまとめて呼ぶときは〃がん〃とひらがなで書きます。

また、上皮組織の中でも単なる壁ではなく消化液などの分泌を仕事にしている腺組織《せんそしき》、たとえば胃、大腸、肝臓、すい臓などから発生したがんを特に腺がんと呼びます。

部位別・臓器別の分類

がんはその発症した場所によって性質が違います。なぜなら、がん化する前の細胞の特徴をそのまま受け継いでいるからです。

骨細胞のように10年以上の寿命がある細胞、腸の内壁のように数日の寿命の細胞、ほかにもたんぱく質を生み出す代謝のスピードなど、人体の各部位によって細胞の特徴はまったく違いますから、その特徴を受け継ぐがん細胞も当然ながら進行の早いがん、遅いがん、抗がん剤の効きやすいがん、効きにくいがんなど、さまざまな種類に分かれます。

ここで部位別のがんの5年生存率を見てみましょう。この表にある部位の分類が最も一般的ですが、たとえばアメリカのＮＣＩ（国立がんセンター）では「がんは１００種類以上の異なった臓器細胞の異常増殖による疾患の総称である」と定義されていて、分類方法によっては非常に多くの種類に分けることもできます。

ここで気を付けなければいけないことは、がんの治癒率の違いは部位ごとの細胞の特徴によるものだけではないことです。５ミリから１センチ程度の最初の腫瘍ができたときに、目立ちやすい場所や異物感に気が付きやすい場所は早期発見がしやすく、したがって治癒

がん種別の５年相対生存率

病　名	男性	女性
胃がん	64.2%	61.5%
大腸がん	70.3%	67.9%
乳がん	-	89.1%
前立腺がん	93.8%	-
肺がん	25.0%	41.0%
肝臓がん	28.7%	26.2%
すい臓がん	7.1%	6.9%
悪性リンパ腫	54.9%	63.1%
子宮がん	-	75.0%
胆のう・胆管がん	22.5%	19.9%
腎・尿路がん	66.9%	63.3%
食道がん	32.3%	41.3%
膀胱がん	76.5%	64.4%
皮膚がん	88.8%	93.0%
口腔・咽頭がん	51.7%	60.2%
甲状腺がん	87.0%	93.7%
白血病	35.4%	39.8%
卵巣がん	-	55.0%

率も高いのです。

表を見ればわかる通り、胃の裏側に隠れていて早期発見が非常に難しいすい臓がんや〝沈黙の臓器〟と呼ばれて自覚症状にとぼしい肝臓がんは治癒率が非常に低いことがわかります。

このように、発症部位によるがんの治癒率には、

・早期発見のしやすさ
・治療のしやすさ

も大きな要素になっていることを覚えておいてください。

特に日本を含め世界でがん死亡率のトップを走る肺がんは早期発見の難しさと進行の早さで知られていて、世界的に発見と治療の革新が求められているがんであります。

悪性と良性

がんの恐ろしい特徴に、一か所で発生したがんが全身さまざまな場所に広がっていくことがあります。これを転移といいます。全身に転移し、やがて宿主である患者さんを死に至らしめる可能性のある腫瘍（がん）を悪性腫瘍といいます。いっぽう腫瘍といっても一か所で大きくなるだけであれば、それは良性腫瘍に含まれます。たとえば子宮筋腫のように一か所だけで増殖するのであれば、これを手術で切除してしまえば転移の危険性はありません。もちろん良性腫瘍であっても場所によっては（たとえば脳腫瘍のように）生命に関わるケースもあります。

原発がんと転移がん

たとえば、最初に発症したがんが乳がんだったとします。それが肺に転移した場合、これは〝二次がん〟または〝転移がん〟と呼ばれ、最初に発生した場所のがんと同じ特徴を持つようになります。最初に癌が発生した場所を原発巣《げんぱつそう》とよび、転移した先は転移巣《てんいそう》とよばれます。

乳がんが肺に転移した場合、この二次がんを構成している細胞は進行の早い肺がん細胞ではなく、進行の比較的おだやかな乳がん細胞です。こうした場合、診断名は〝肺がん〟

ではなく〝肺にできた転移性乳がん〟となります。

がんの治療アプローチは原発巣によって変わってきます。ですから、このように原発巣と転移巣がはっきりしている場合は治療方針も立てやすいのですが、なかには転移したがんの原発巣が不明な場合もあります。そうした時は原発がんは不明とされて「患者さんは原発巣が不明ながんを有している」と言われることになります。

進行度

進行度は治療する側から見て、がんがどれだけ悪化しているかの指標です。

本来ならばがんの進行度の分類は、国際対がん連合（ＵＩＣＣ）と全米がん協議会（ＡＪＣＣ）が定めた国際的な分類法であるＴＮＭ分類に基づいて、

Ｔ（tumor）

原発巣の腫瘍の大きさと進展度。Ｔ１～４までの４段階

Ｎ（nodes）

所属リンパ節への転移状況。転移のないもの（Ｎ０）からＮ３までの３段階

Ｍ（metastasis）

遠隔転移の有無を表す。遠隔転移がなければＭ０、あればＭ１

を総合的に評価してT２N１M０のように表記するか、あるいはそこから臓器ごとの進行度をステージ１から２、３、４と示すのが通例なのですが、これは転移先の臓器ごとにステージが異なったり、日本国内では日本病理学会が提示する別のTNM基準が存在するなど、何かと煩雑ですので、本書ではわかりやすさを優先してがんの進行度を次のように表すことにします。

・Ⅰ期（各臓器ステージ１に相当、早期がん）
がんがどこにも転移していない状態。最初に腫瘍を発症した部位（原発巣）だけに腫瘍がとどまっている状態

・Ⅱ期（各臓器ステージ２に相当、進行がん）
原発巣の粘膜下層や近くのリンパ節にがんが広がった状態

・Ⅲ期（各臓器ステージ３に相当、後期進行がん）
近接臓器や遠くのリンパ節にがんが広がった状態

・Ⅳ期（各臓器ステージ４に相当、末期がん）

遠くの臓器や骨など、がんが全身に転移した状態

この分類は治療の側面から見て大きな意味を持っています。なぜなら、Ⅰ期（早期）のがんは８割～９割近くが治療できる可能性が高いからです。最初に発生した臓器に腫瘍があるだけなので、手術で取り除くことも、放射線で消し去ることも、内視鏡で切り取ることも容易にできます。

Ⅱ期（早期の進行がん）に関しても同様です。患者さんの予後に多少の影響はありますが、正常組織も含めて少し範囲を広げて手術をするか、あるいは抗がん剤による化学療法を先行させてがんを縮小してから手術なり放射線なりで除去するという手法が取れます。

問題はⅢ期（後期進行がん）から先です。遠隔部位のリンパ節までがんが転移してしまうと、手術や放射線といった手法ではすべてのがんを取り切ることは難しく、この段階でできる標準治療は抗がん剤による化学療法くらいしか残っていません。

Ⅳ期となると、もはや離れた臓器までがんが転移していますので、手術、放射線、抗がん剤の３つの標準療法ではお手上げです。あとはターミナルホスピスといって、たえず発

生する苦痛へのケアをしながら、最後のときを待つしかありません。

また、検査によってがんが発見される以前の段階、第ゼロ期とでも呼ぶべき段階も重要です。明確ながんが発生する前にも、人体の中では〝細胞の異形成〟という、これからがんへと成長していく細胞の異変が発生しているのです。詳しくは後でご説明します。

それでは、なぜがんは発生して、そして人を死に至らしめるのか、ここから見ていきましょう。

イニシエーション期

人体には、およそ60兆個の細胞があると言われています。それぞれが人体の各所で重要な役割を果たしているか、その出番を待っていますが、それぞれの細胞はいつまでも生き続けるわけではありません。毎日、全体の０・５パーセントにあたる３０００億個の細胞が死んでいきます。

減ってしまった細胞の数は、残りの細胞が分裂して増えることで補うのですが、このとき普通ならば新しい細胞は遺伝子の働きによって元の細胞の完全なコピーになります。

ところが、私たちの細胞にある遺伝子の記録装置であるＤＮＡ（デオキシリボ核酸）という一群の分子のあつまりは、１つの細胞だけとっても1日に5万回から50万回も内容に損傷、つまり間違った内容の書き換えが発生しています。

損傷の原因は、

・紫外線、放射線その他の電磁波
・喫煙などの発がん性化学物質のとりこみ
・ストレス
・ウィルスの影響
・活性酸素

など、無数に存在します。これらをがんの病因〝イニシエーター〟と呼び、イニシエーターが細胞の遺伝子を壊すことによって発生する、がんの最初の段階が〝イニシエーション期〟です。あとでまた解説しますが、まずは私たちの遺伝子には常日頃から内容間違いが発生していることを覚えておいてください。

このような損傷したＤＮＡによって、細胞のコピーもときに失敗することがあります。不完全なコピーによって不完全な細胞が生まれるのです。これを〝細胞の異形成〟と呼びます。異形成によってできた細胞は〝異形細胞〟です。

プロモーション期

人体の細胞は自身の異形成をチェックして、自分が異形細胞であることを認識したら、活動を停止するようにプログラムされています。これは〝がん抑制遺伝子〟と呼ばれる遺伝子の働きです。

ところが、さまざまな条件が重なると、一定の確率でがん抑制遺伝子が活動を妨害され、異形細胞がそのままの状態で分裂活動を続けてしまいます。これを〝プロモーション期〟といいます。プロモーション期をもたらすさまざまな要因は〝プロモーター〟です。

まずはがん抑制遺伝子の働きから見ていきましょう。

がん抑制遺伝子

細胞は必要な場所で必要な数だけ増えて、もしも用済みなら自分から死んでいくように設計されています。では、もしも分裂のとき、コピーミスで増殖を止めるブレーキが壊れてしまったら？　あるいは増殖を進めるアクセルが踏みっぱなしになる、そんな異形細胞が誕生してしまったら？　そうした状態を〝前がん病変〟または〝軽度異形成〟といって、まだがんではありませんが、がんの前段階へと一歩を踏み出したことになります。

しかし人体は細胞のコピーに失敗が起きる可能性があることをちゃんとわかっています。細胞の内部で、自分自身が正しくない状態であることを検知したら、私たち人間が後から自分の仕事をチェックして修正するように、

・ＤＮＡ修復
・細胞の自死（アポトーシス）
・増殖の抑制

というコピー失敗をおぎなう仕組みがちゃんとあります。これら一連の仕組みを〝がん抑制遺伝子〟と呼びます。

いっぽう、普段は必要な数だけ細胞を増やす役目を担当していて、コピーミスが起きると細胞を際限なく増やしてしまうアクセルのような遺伝子は〝がん遺伝子〟と呼ばれています。

DNA修復

先に書いた通り、私たちの細胞はつねに外的な刺激にさらされて、設計図であるDNAに損傷を受けています。

そこでDNA修復の出番です。

多数の酵素《こうそ》（酵素とは生物の体の中である程度複雑な働きをする超小型ロボットのような分子の集まりです）をはじめとする生化学物質がDNAの損傷を見つけ出し、遺伝子をもとの正しい状態に戻します。これを〝異形細胞の可逆的進行〟と呼びます。

アポトーシス

こうして日頃は大量のダメージをものともしない細胞ですが、それでも無視できない損傷が蓄積してくると、働きを止めるか(これを老化といいます)、あるいは自分から分解して細胞であることをやめてしまいます。この働きが〝アポトーシス〟です。アポトーシスは別名〝プログラムされた死〟とも言われ、病気などによる予定外の細胞死ではなく、むしろ必要に応じて自分から積極的に生命の一部が死んでいく作用をいいます。

いっぽうで、怪我や病気などで細胞が意図せずに分解してしまうことを〝ネクロトーシス〟といいます。細胞がアポトーシスを起こすと、内部のがん化した遺伝子や、その他の有害物質を外部に飛散させないように内部でキチンと分解・消去してから崩壊していくのに対して、ネクロトーシスは内部の有害物質をそのまま周囲に残してしまうことが特徴です。

がん抑制遺伝子の抑制

さて、こうして何重ものチェック機能を持っている人体の細胞ですが、それでも生き残る異形細胞はあります。先天的に異常をかかえた細胞はがん抑制遺伝子によって増殖や活動を食い止められるのですが、体内にあるマイナス要因、

・活性酸素
・過酸化脂質
・有害毒素

などが、がん抑制遺伝子を逆に抑制してしまい、異形細胞がそのまま増殖することを許してしまうのです。

これが、がんの病因その２、〝プロモーター〟です。

こうして異形成を起こしても増殖を止められなかった異形細胞、つまり前がん病変はコピーミスを蓄積しながら、さまざまに悪質な要素を蓄え、軽度異形成→中度異形成→高度異形成へと姿を変え、がん細胞へと成長していきます。

その数は1日あたり3000〜5000個。

それでは、なぜ私たち人間は全員が今すぐにでもがんを発症しないのでしょうか？　先に書いたこれだけの仕組みのさらにそのあとに、私たちの人体は異形細胞、つまりがんを防御する仕組みを保有しているのです。それが免疫系です。

ここでもまた、悪化しようとするがんvs.消し去ろうとする人体の免疫系の押し相撲です。

その中で、がん細胞の悪化が勝ってしまう状態を〝プログレッション期〟といいます。

プログレッション期

人体では1日あたり5000個もの異形細胞が自己治癒することも自滅することもなく発生しています。

ここまでに前がん病変（異形細胞）がそなえた能力は〝自身のコピーミスにもかかわらず活動停止も自滅もしないで増殖する能力〟です。

いっぽう、人間の体内では、内部に入り込んだ異物を排除する最終防衛機能である免疫系が発動します。

ここから、がんという病気が明確に発生する、つまり臨床的がんが発見されるまでの状態を〝プログレッション期〟といいます。

免疫系

免疫という言葉はご存知かと思います。人体に細菌やウィルスなど異物が入って来た時に排除してくれる仕組みのことですね。実際には免疫系と呼ばれる複数の仕組みから成り立っているのですが、免疫系は細菌、ウィルスといった病原体だけではなく、がん細胞も攻撃して体内から除去してしまうのです。具体的には

・NK細胞が異形細胞を破壊
↓
・樹状細胞ががん細胞の特徴（変異抗原）を把握してT細胞に伝達
（ここまでは、細菌・ウィルスの感染症と同じです）
↓

・T細胞が活性化。体内で巡回を開始
↓
・抗原を目印にT細胞ががん細胞と結合
↓
・T細胞がアポトーシス誘因分子を注入し、がん細胞は自死（アポトーシス）を強制される。

といったプロセスを踏みます。感染症に対する免疫が細胞を破壊するのは感染の拡散を防ぐためですが、がんの場合は細胞の排除そのものが目的になります。要は〝自分自身の正しい一部ではないもの〟はなんであれ有効な攻撃をするのが免疫系なのです。

免疫系の迂回

いっぽう、がん細胞は自分自身をあらゆるパターンに変異させながら、なにか免疫系を回避する方法は無いかとさぐります。そして、最後には免疫細胞をだまして攻撃を回避する方法を獲得するのです。

最初のうちは、免疫系に押されて次々と崩壊していくがん細胞ですが、やがて免疫系が何を根拠に自分たちを攻撃目標として判断しているかを学習します。それがペプチドと呼ばれる小さな分子の塊です。細胞がＭＨＣ分子というアンテナのような出口から放出するペプチドは、細胞の内容を自己紹介するシグナルのような役割をもちます。がん細胞は自己紹介のシグナルを出すＭＨＣ分子というアンテナから「オレは敵だぞ！」という信号を出すのを止めることを覚え、さいごにはＭＨＣ分子自体を退化させてしまいます。

つぎにがん細胞は免疫系の主要な武器であるＴ細胞に攻撃を止めさせる安全装置があることを発見します。Ｔ細胞の表面には攻撃を停止するＰＤ-１という安全装置があります。これはレセプター（受容体）と呼ばれるカギ穴のような仕組みで、ぴったり合うカギ（これをリガンドといいます）が入ることでスイッチが入ります。ＰＤ-１という受容体にはまるリガンドがＰＤ-Ｌ１。がん細胞は、このＰＤ-Ｌ１を生み出してＴ細胞を止めることを学習してしまうのです。

そのほかにも、がん細胞はＴ細胞に対してさまざまなメッセージ（リガンド）を出してＴ細胞に自分を攻撃しないことを命令します。

がん細胞vs.免疫系の戦いは、通常はゼロ対５０００で免疫系が勝利します。

ただし、上に書いたような〝知恵〟をつけたがん細胞が１つでも生き残ったら？　そして増殖を始めたら？

がん細胞の猛攻撃が始まります。

プログレッション期に悪質さを増していくがん細胞

こうして存在する許可を強引にもぎ取ったがん細胞。ただしこの段階では、まだこの病的な体組織はがんではありません。重度の異形成、または前がん病変にとどまります。ここから異形細胞は徐々に悪質さを増し、最終的に病院で診断されるがん、すなわち臨床的がんへと変化をとげます。その過程を見てみましょう。

新生血管

がんは人体の一部として仕事をするかわりに増殖することに全力を使いますが、そのためは猛烈な量の栄養を必要とします。問題はがん（原発がん＝初期のがん）にはその栄養を持ってくる仕組みがないことです。人体は全身に栄養を運ぶために血管というネットワークを持っていますが、仕事をしない細胞のかたまりであるがんには血管がありません。ですから、がんはそのままでは数ミリ以上に成長することが出来ません。

ところがここでも、がんはまたもや巧妙かつ悪質な仕組みを獲得します。人体に新しく血管を製造させて自分の内部まで引っ張ってくるのです。

人体には血管を新しく作り出す〝血管新生〟という仕組みがそなわっています。血管新生によってできた血管を〝新生血管〟といいます。

この血管新生ですが、生まれる前の胎児が全身に血管を延ばすときに使った後は、けがや炎症などの極めて特殊な場合を除いては起動しない仕組みです。

ところががん細胞は、そうした特殊な場合に「血管が欲しいから作って！」と人体が出すメッセージ物質、ＶＥＧＦというたんぱく質を周囲に放出して、血管を自分の内部に引っ張ってきます。こうなれば栄養不足におちいる心配なしにがんは好き放題に成長することができます。

この特徴をとらえて、がんの血管新生を阻害することで増殖をストップさせるという治療法も存在します。

新生血管の特徴と弱点

しかしながら、こうしてできた新生血管にも弱点はあります。まずは

・急ごしらえで作った血管なので、運べる栄養に限りがある

これが大きな特徴です。大きく膨らんだがんの内部全体に栄養を運ぶだけのサイズがありませんから、がんの内部では常に栄養不足で餓死するがん細胞が発生します。こうして死んだがんの断片は血液中に流れ出し、適切な検査で見つけ出すことができます。これががん診断の1つの決め手になるのです。

もう1つは、

・未熟な血管なので、周囲の熱に応じて収縮、増大しない

人体はそれぞれの場所が生きていくのに最適な温度になるように、体温を血液に移して循環させることで体温調節をしています。ところが、がんの新生血管は急ごしらえですから、温度の変化に合わせて縮んだり膨らんだりして熱を逃がす機能が不足しているのです。ですから、人体を高温にさらすと、熱を血液に乗せて逃がすことができないがん細胞は真っ先に活動が維持できなくなって死滅していきます。

これが、私の採用した温熱療法の原理ですので、覚えておいてください。具体的な手法はあとでご説明します。

転移と浸潤《しんじゅん》

がんが原発巣から体のほかの場所に移って増殖を始めてしまうことを転移と言います。この転移能力の獲得こそが、がんの悪質化の中でも最大のもので、これをもって異形細胞は明確にがん＝臨床的がんとなり、患者さんの生命をおびやかし始めます。

さてこの転移ですが、さまざまなプロセスを経て発生します。

上皮間葉転換

さて、少し難しいのですが、このプロセスを避けてがんの悪質化を説明できません。

一般にがんは胃がん、肺がんといった固形がん、そして白血病などの血液がんに分かれ、さらに固形がんは内蔵表面などの上皮組織から始まる〝上皮がん〟と肉腫など非上皮組織から始まる〝非上皮がん〟に分かれます。

上皮組織というのは内臓の〝壁〟ですから、構成する細胞はお互いに強く結びついて同じ方向を向いて整然と並んでいて、簡単にはバラバラになったり、ほかの場所に行ってしまったりはしません（これを細胞接着と言います）。ところが、この上皮組織はがん化すると、細胞接着を喪失して隣同士の細胞の結びつきが弱い〝間葉系結合組織〟という組織に変わってしまい、バラバラになって体中に流れ出してしまうのです。上皮組織から間葉系組織へと細胞が変質してしまうことは〝上皮間葉転換〟と呼ばれています。

こうして、がん化した上皮組織はバラバラになって細胞の壁のあいだに潜り込み（これを浸潤といいます）、そして体内のまったく別の場所に移動してしまうのです(これを遊走と言います)。

プログレッション期において、がん化した細胞は浸潤と遊走性を獲得し、まずは血管の壁に割り込んで血液に乗ります、そして循環腫瘍細胞（Circulating tumor cell：ＣＴＣ）となって全身をめぐり、相性のいい組織を見つけるとそこに落ち着き、そこで今度は逆に間葉―上皮転換を起こして定着し、また無限増殖を始めるのです。

これががんの転移していく姿です。

ただし、この転移という現象は必ず体内に痕跡を残します。先ほど挙げた〝循環腫瘍細胞(ＣＴＣ)〟がそれです。血液中に残留したＣＴＣが、がんの超早期発見のための画期的な手がかりとなるのです。詳しくはのちほど説明します。

がん転移の種類

体内を自由に移動するようになったがんは、さまざまな方法で人体に広がります。

・血行性転移

遊走性を得たがん細胞は第一に血管に流れ出します。全身に転移するルートとしては一番確実ですが、抗がん剤の直撃をうけるルートでもあります。ほとんどの抗がん剤は水に溶ける水溶性ですから、同じ水溶性の血液にはよく浸透するため効果が非常に高いのです。白血病などの血液のがんに抗がん剤の効果が高いのも、同じ理由です。

・リンパ行性転移

人体のもう１つの循環系であるリンパ系を流れるリンパ液は脂溶性、つまり油分に溶ける形で流れていますから、水溶性である抗がん剤は入り込むことができません。リンパ液の中継基地であるリンパ節は人間の免疫反応の中枢をなす一大基地ですから、がんには通りにくい場所のはずなのですが、この段階ですでにがん細胞は免疫系をすり抜ける性質を獲得していますから、リンパ節をやすやすとつたって次々と隣接するリンパ節をがんの転移巣にしていきます。

・播種《はしゅ》性転移

播種とは〝タネまき〟のことです、あまり多いパターンではないのですが、胃の内壁から外壁へ貫通したがん細胞など、内臓の表面にあるがん細胞がはがれ落ちて、ほかの臓器に転移する現象をタネまきになぞらえて播種性転移と呼びます。他に肺がんのように胸腔内に飛び散るケースや、原発巣から腹腔をつつむ腹膜に侵入してそこからほかの臓器に広がるケースなども播種性転移と呼びます。

※腹腔《ふくくう》……体にある空間のうち、横隔膜で隔てられた下半分。主に消化器を格納

※胸腔《きょうくう》……同じく横隔膜で隔てられた上半分。心臓、肺などを格納

・浸潤

内臓表面の上皮性がんが隣接した内臓に直接的に浸潤することも転移の一種と言えます。

血液やリンパ液に乗って全身に広がる場合ほど恐ろしくはありませんが、重要な臓器が原発部位に隣接している場合は重大事です。たとえば、すい臓から近くの十二指腸

や胆のう、肝臓などへの浸潤は無視することができません。

がん転移先の傾向

がんが移転しやすい臓器があります。一般には

・酸素と二酸化炭素の交換のためにすべての血流が一度は流れる肺
・栄養の貯蔵と放出、そして血中の解毒のために大量の血流がある肝臓

この2つには全般的に転移が多いといえます。

他にも、がんの原発部位によっては、特定の臓器に転移しやすい傾向があります。たとえば、

・胃がんは肺、肝臓、骨髄、副腎に移転する傾向
・肺がんは肝臓、腎臓、骨髄、副腎、脳などに転移する傾向
・肝臓がんは肺、骨髄に転移する傾向
・すい臓がんは肺、肝臓に転移する傾向

・乳がんは骨髄に転移する傾向
・骨髄のがんは肺、肝臓に転移する傾向
・前立腺がんは骨転移を起こしやすい傾向

などがあげられます。

がん幹細胞の発見と再発の問題

がん研究の分野で近年になって注目されているのが、がん細胞の女王ともいうべき〝がん幹細胞〟の存在です。

がんではない普通の細胞にも幹細胞は存在します。幹細胞とは、人体の各部で特定の役割を果たす細胞の前段階の細胞として、分裂するときにさまざまな細胞へと変化できる能力を秘めている細胞のことをいいます。このときに元の細胞ではなく、別の細胞へと姿を変えて分裂することを分化とよびます。

この幹細胞が、がん細胞についても存在するのではないか、分化することでがん細胞を生み出す幹細胞があるのではないかと、医学界では長年のあいだ予測されていたのですが、2000年以降の研究方法の発達により、白血病における幹細胞の発見を皮切りに多数の

がん幹細胞が発見され、現在ではほぼ間違いのない仮説となっています、

従来の学説では、がん細胞はすべて同じ特徴をそなえていて、すべてが無限に増殖する能力を持っているとされていましたが、ほとんどのがん細胞は一定回数の分裂をはたすと、そこで増殖を止めてしまいます。いっぽうのがん幹細胞は生きている限り無限にがん細胞を産出しつづけます。

この発見の何が問題か。それは、通常のがん細胞のかたまりをどれだけ治療によって縮小させても、がん幹細胞が生き残っているかぎり、また無限にがん細胞が増え続けることにあります。

それでは、がん幹細胞を攻撃すればよいのではないか。ところが、がん幹細胞は自身が生み出したがん細胞によって周りを囲まれ守られているために、抗がん剤をとどけるのがとても難しいのです。自分が生み出した子供たちに守られながら、子供を産み続ける、まさしくがんの女王バチのような存在です。

がん幹細胞における別の大きな問題はがんの再発についてです。大きな癌を治療によって除去しても、全身のどこかにがん幹細胞が1つでも生き残っていれば、そこからまたがんは勢いを盛り返して再発してしまう可能性があるのです。しかも、再発してしまったがんは、最初のがんよりも性質が悪く、治療が困難なケースが多いのです。

薬剤耐性の獲得

私のクリニックにいらっしゃる患者さんの中には、「最初は抗がん剤が良く効いていたのだが、最後にはまったく効果がなくなって末期がんとなってしまった」とおっしゃるかたがたくさんいらっしゃいます。

これは〝がんの薬剤耐性の獲得〟によるものです。読者のかたは、私がこの章の大半をさいて、〝がん細胞は人体の防衛機能の攻撃を受けながら、それを避ける方法を次々と獲得していく〟と申し上げたことを思い出してください。これは医療行為のがんに対する攻撃についても同様なのです。がんは抗がん剤などによって受けたダメージを生き延びるたびに、薬剤に対する耐久性を身につけていきます。一度は治療によって治癒したつもりのがん細胞が、体のどこかで生き延びてふたたび増殖を始めたら、つまりがんが再発したら、その時はこれまでの薬剤が効かなくなっているより強力ながんになっていることはご理解いただけると思います。

がんの治癒と再発のとらえかた

がんの治療実績については、一般に〝5年生存率〟という指標が使われます。がん患者さんが治療から5年後に生存している割合のことで、これだけ聞くと「では、がんになったら5年しか生きられないのか!?」と思われがちですが、この場合、5年生存とは〝治癒〟とほぼ同じ意味で使われています。

これはどういうことかというと、一度発生したがんが治療（多くの場合は手術です）の後に再発するのは、2年から3年以内が大部分で、5年間のあいだ再発がなかったということは、ほぼ治療が成功したことと同じ意味だということです。（ただし乳がんだけは事情が違っていて、10年から20年のあいだ再発しないことが治癒と判断する条件になります）

いっぽう、がんが再発した場合は、厄介なことになります。先に書いた薬剤耐性以外にも、放射線や手術に耐えて生き延びた少数のがん細胞が体内でまた増殖して勢いをもりかえしてきたのですから、最初よりも治療の困難なケースがほとんどなのです。

さて、ここで考えたいのが、なぜがんは再発するのか、です。

原因は大きくいって2つ。

1つは先に書いた、治療しきれず生き延びたがん細胞がまた増殖を始めた場合。もう1つは体質の問題です。ある患者さんががんを発症したとしたら、それは先に書いたようながんの原因、すなわち

・電磁波（紫外線・放射線）

・発がん性化学物質
・ストレス
・ウィルス
・活性酸素

これらにさらされる生活をしているということであり、その意味ではがんとは生活習慣病といっても良いのです。

ですから、一度がんが治癒したからと言って患者さんは油断せずに、体質の改善と生活習慣の見直し（これは難しい事なのですが……）をすることが大事になってきます。

そして人は死にいたる

がんが最悪の場合、なぜ死に至る病なのか、やはりこの説明を避けて通るわけにはいきません。

がん患者さんが亡くなる場合、多くの病院では死亡診断書に何と書かれるかご存知でしょうか？　がんではありません。〝心不全〟〝臓器不全〟あるいは〝肺炎〟とされることが多いのです。がんは誘因として記録されます。

これはどういうことでしょうか？　がんは宿主である人体が生きているかぎり体内で無限に増殖する細胞のかたまりです。ですが、この細胞がたとえば心臓に転移して動きを止めてしまうなど、直接に患者さんの命を奪うわけではないのです。

がんは無限に増殖して、患者さんの栄養をどんどん奪っていきます。さらに体内の各種臓器の中でふくらんで血流をさまたげ、その活動を邪魔して、最終的には破壊してしまいます。特に大きなダメージとなるのが、肝臓と腎臓への転移です。昔から肝腎要《かんじんかなめ》（非常に大切なことのたとえ）と言われているのは、この２つの臓器が体内の老廃物をはじめとするさまざまな毒素を分解して排出するのに大きな役割を果たしているからです。この２つががんに侵食されると、体内に毒素が蓄積して患者さんの生命力を急激にうばっていきます。これを〝がん悪液質〟といいます。そこに抗がん剤や放射線治療の副作用、手術によって傷ついた体のダメージが追い打ちをかけます。

こうして極限まで弱ってしまった人体は、本来なら自然に回復するレベルの病原菌でも致命的な死亡原因となってしまいます。また、感染症にかからなくても、がん悪液質によって毒素が致死量に達すれば、人体はゆっくりと機能を停止していきます。

これががん患者さんの死に至る過程です。

がん細胞の重要な特徴

ここまで、がん細胞の主な特徴および体内での動きを紹介してきました。

この章の最後に、がんという病気を考えるうえで欠かせない考えかたをいくつか紹介して終わりにしたいとおもいます。

がんは生活習慣病、予防できる

1996年に厚生省（現・厚労省）の下部組織である公衆衛生審議会は、〝生活習慣病(life-style related diseases)〟という新たな考えかたを社会に導入して対策を進めていくことを決定しました。

生活習慣病とは、食事、運動と休養、喫煙、飲酒といった生活習慣が発症と悪化に影響する病気の総称で、従来は成人病といわれていた次のような病気、すなわち、

・糖尿病
・高血圧、高脂血症
・循環器系疾患

・呼吸器疾患
・歯科的疾患（歯周病）
・がん

などを意味します。

成人病という考えかたは、どんな生活を送っていても加齢によって病気になることは避けられない、という意味を含んでいますが、生活習慣病とは「長年の悪い生活習慣の積み重ねが病気につながる」という考えかたで、生活をあらためることによって病気を回避することが可能である、という意味を含んでいます。

右にあげられた通り、端的に言って、がんの正体は生活習慣病であり、その原因は食生活、生活習慣、それにストレスに求めることができるのです。

これについては、私がまだ駆け出しの医学者だった90年代、研究上のボスであった森本《もりもと》兼曩《かねひさ》先生（大阪大学大学院医学系研究科教授（当時）社会環境医学）のサポート役として、先に書いた公衆衛生審議会における先生の活動をつぶさに見ていたことからも自信をもって断言できます。

生活習慣という考えかたを、もう少しこまかく分けて考えると、

・栄養の偏り
・運動不足による血流と酸素不足、低体温
・過労と休養不足、ストレス
・喫煙、飲酒

などがあげられます。

見かたを変えれば、これらを避けることでがんの発症する体質を変え、少なくとも発症する確率を下げることがおわかりいただけると思います。

本書はすでに発生してしまったがん、特に末期のがんへの対策を中心とした本ではありますが、そもそもの話として、まだがんを発症していない潜在的ながん患者さんたちが、生活習慣を変えることによって、がんを発症しない、発症しにくい体質になってくれるのであれば、それがいちばん良いことなのです。

また、一度がんから生還した患者さんについても、ご自身の生活を見直し、がんから遠ざかる生活を送っていただくことがとても重要になってきます。

がんの弱点

さてここまでは、がんという病気がいかに厄介なものであるか、治療が困難であるかについて説明してきました。そこで、この章の最後は希望的な側面として、がん細胞の持つ固有の特徴、すなわち、「そこを突けば人体の中でがんだけを攻撃できる」という〝弱点〟を説明して終わりにしたいと思います。弱点をいかにして攻撃するかにつきましては、この後の章をお読みになってください。

・熱に弱い

これは先に説明しました新生血管の弱点です。排熱の仕組みが不十分ながん細胞は40度から42度の温熱で死滅します。

・活性酸素（フリーラジカル）に対抗する酵素を持っていない

人体は、生命活動の老廃物として刺激性の強い、言いかえれば毒性のある〝フリーラジカル〟という生化学物質が常に生まれています。健康な細胞はこれを中和できるスーパーオキシドディスムターゼ（ＳＯＤ）という酵素を持っているのですが、がん細胞にはこれがありません。

結果として、

・ビタミンC投与に弱い

・ヨウ素（ヨード）の毒性に対抗できない

といった弱点を抱えています。

・細胞内のミトコンドリアが機能していない

生命活動の根源であるＡＴＰ（アデノシン３リン酸）の生成において重要な役割をはたすミトコンドリアという細胞内の部品が不活性化しているため、〝解糖系〟と呼ばれる生物の細胞のもっとも原始的な代謝（呼吸）だけでＡＴＰ生成とエネルギー活動をしています。理由は諸説あるのですが、いずれにせよ、この解糖系を何らかの方法で阻害することで正常細胞は生き残り、がん細胞だけが死滅する体内環境を作り出すことができます。

少し難しくなってしまいましたが、ＡＴＰという存在はこの後で重要になってきますので、あとで一節をさいてご説明します。

・分裂が早い

この特徴も書き添えておきます。細胞は通常の活動期と分裂期を繰り返す〝細胞周期〟というサイクルを繰り返しているのですが、がん細胞はつねに分裂を繰り返す細胞周期の早い細胞であるため、この特徴をとらえて分裂期の活動を止めてしまう抗がん剤が多数存在します。

問題は細胞周期の早い細胞はがん細胞だけではないことで、骨髄や毛根、腸の内壁などの細胞周期の早い正常細胞が攻撃にさらされてしまうことです。

いささか長くなってしまいましたが、がんという厄介な疾患の大まかな特徴を説明しました。

次の章からは、より具体的に、がんに対する標準的な対策とそれにまつわる問題点を解説していきます。

コラム――戦う医師として①

この本の著者である私、白川太郎がなぜ独立系の医療研究者となったのか。なぜ学会のガイドラインに従うだけの医療従事者とはならなかったのか。さまざまな理由と事情がありますが、そのすべての源流は学生時代にあるかと思います。

私の学生時代は学生運動がさかんでした。京都大学のキャンパスを歩くと、時計台の左に機動隊、右に学生デモが詰めかけていて、その真ん中を歩いていくと何枚もビラを渡される。そんな環境で、学生たちには漠然と「自分たちは、ただの優等生・エリート候補生で良いのか？　もっと一般の人たちに寄り添わなくてはならないのでは？」という考えがありました。そんな中で私も自然と熊野寮、吉田寮の面々たちと交流を持ち、運動に参加していったのです。

勉強はいつでも劣等生でしたし、試験にもよく落ちていました。デキないやつとして周囲からも孤立していたように思います。その私が同期の中では最初に教授として母校に帰ってきたのですから、周囲の人間はそろって不思議に思っていました。

そんなふうに私の人生観を変えた出来事が2つあります。いずれも卒業をひかえた時期のことです。

1つは父の急死です。悲しみのあまり性格が変わりました。それまで〝泣き虫タロウ〟と呼ばれ、いつでも母の背中にしがみついていた自分が「これ以上悲しいことがあるか」と何も怖くなくなりました。それ以来、何があっても動じることなく、たとえ病院の資金が尽きても、研究者の地位を追われても「命までは取られることはない。明日は明日の風が吹く」と笑っていられるようになりました。

もう1つは、とある労働争議です。私は労働者側にたって訴訟を支援していましたが、結局のところは敗訴しました。原告団長に呼ばれた私は、こんな話を聞かされました。

「ここまでの協力に感謝する。君は講義をサボってまでビラ配りや調査に協力してくれた。しかし結局は裁判に負けてしまった。理由が分かるか？」

私は答えました。

「それは、被告側の政府が東大を中心に著名な学者を動員してキャンペーンを張ったからです。権威に負けたのです」

彼は続けました。

「そうだ。だから君に言いたい。君の本分はなんだ？　勉強じゃないか。労働者のマネをするのは間違っている。労働者を助けるつもりなら、世界一の学者になりなさい。そして『白川が裁判に出てきたら勝てない』とまで言われるようになってくれ。それが〝労働者との連帯〟じゃないか」

大きなショックでした。エリート主義の否定から入った労働者との連帯が、まさか〝勉強こそが社会を救う〟という結論になるとは。

それいらい、「最近の太郎は怖くて近づけない」と言われるほど、私の性格は一変しました。先輩に教えをこい、勉強に集中し、親の助けがなくても生きていける強い人間、強い学者になろうという意志が私を支配したのです。

この時から私の戦いは始まりました。

そして戦いは、いまでも続いているのです。

第2章

現在のがん治療を取り巻く状況

——標準療法とその問題点

この章では、現在の日本で一般的ながん治療の環境を解説し、あわせて私から見た問題点を指摘していきたいと思います。

ただし、本章を読み進める前に、読者の皆さんには認識しておいていただきたいことがあります。それは、

早期がんは現在の標準医療でも十分に治療が可能である

ということです。

厳密に申し上げればは発症したがんの性質にもよるのですが、これだけは確認しておいていただきたいと思います。

ここでいう〝がんの標準医療〟とは、これまで何度か申し上げた、

・手術
・放射線治療
・抗がん剤

の３つをさします。

私自身は末期がん治療の最前線に立つ医療従事者のひとりとして、現在の医療界が推進している標準治療について大いに問題を感じています。ですから本書では、ときに標準医療の問題点をえぐるような辛辣なことや、期待を打ち消すような記述があるかと思いますが、かといって標準医療にまったく効果がないというわけではないのです。

実際に、私の勤務するクリニックの評判を聞きつけて連絡をいただくがん患者さんがⅠ期、Ⅱ期の場合には「私たちは進行がん、末期がんの治療を専門としています。患者さんの病状では、保険診療の範囲内で十分治療が可能ですから、まずは現在の主治医の提案どおりの治療を進められてはいかがでしょうか」とアドバイスしています。

がんの発見——検査手法について

早期発見の重要性

ここで、日本人にもっとも多いがんの上位４つである、胃がん、大腸がん、肺がん、乳がんについて、早期がんの段階で発見された場合の治癒率を見てみましょう。

・胃がん……………………96・0％
・大腸がん（結腸がん）……97・3％
・大腸がん（直腸がん）……95・0％
・肺がん……………………77・2％
・乳がん……………………98・2％
『がんの統計'13』（国立がんセンター）より抜粋

肺がんを除けば、現在の標準療法でも90パーセント以上の治癒率を達成できています。

なぜ肺がんの治癒率だけが低いのか、これは血流の集中している肺では転移が比較的容易に発生すること、形状の複雑な臓器である肺では早期発見が難しく、実は転移が始まっている進行がんであった可能性が高いことが原因でしょう。

いずれにせよ、大方のがんはⅠ期であれば9割以上の治癒率が見込めますし、Ⅱ期では少し下がりますが、それでも5年生存率は7～8割となります。

これだけの効果が期待できるなら、早期がんの患者さんは、保険診療が可能で経済的な負担も少ない標準治療を選ぶ方が理にかなっているでしょう。

そのためにも、まずは「がんは早期発見、早期治療がなにより」ということを認識してください。

がん発見のきっかけ

がん発見のきっかけはさまざまです。患者さんご本人が感じる体内の違和感や発熱、血便などによる医療機関の受診、それに自治体や企業の健康診断や、中年以上の方ではがん健診、人間ドックなどで異常が見つかることが最初のステップになります。

そのあとは医療機関同士のネットワークでつながりのある大病院か大学病院を紹介され、そこで精密な検査を受けることになります。

ここでは、本格的な設備を備えた大病院で患者さんが受ける検査を紹介します。

医師の診察

すべてはここから始まります。口頭での会話による問診、触診、聴診器をつかった呼吸音のチェックなどで精密検査の必要性を調べます。

X線検査

一般的なレントゲン撮影と呼ばれるものです。もっとも初期に実用化された手法で、設備が比較的簡便であるところから普及率が高いことが特徴ですが、すい臓がんなどの早期発見は難しく、その他のがんであっても1センチ以下の腫瘍の発見は期待できません。

CT検査

CTとは computed tomography の略で、日本語では〝コンピュータ断層撮影〟と呼ばれています。人体を頭から足までの円筒と見て、これを輪切りにするような円周360度を回転するようにX線を照射して、人体を横断するデータを取得します。

X線撮影とは異なり、得られた画像はそのままでは意味がありませんが、これをコンピュータ処理することによって人体の内部を再構成して、ちょうど人体を輪切りにした切断面（つまり断層です）のような画像を提供することができます。

このCT撮影の登場によって病変の位置や大きさを詳細に調べることが可能となり、旧来のCTなら1センチ程度、ヘリカルCTなら最小で5ミリ程度の腫瘍を発見することが可能になりました。

MRI検査

MRIとは magnetic resonance imaging の略で、日本語では〝磁気共鳴映像〟となります。高周波の磁界の中で人体の水分（の水素原子）が共鳴する現象を利用して体内の構造をさぐります。得られたデータをコンピュータ処理して立体像を得るという意味ではCT撮影と同じですが、放射線であるX線を使用しないため、医療被曝《ひばく》（医療行為で放射線を浴びてしまうこと）の問題を避けられること、それに水分量が多い組織である脳や血管、筋肉、靱帯などの組織を検査することに向いていることが特徴です。

超音波エコー検査

人体の組織に超音波を流すと、組織の境界面で反射して戻ってくる音波があります。これを拾って体内の形状を調べるのが超音波エコーです。

長所は医療被曝がないこと、設備が簡便で多くの病院で設置されていること、頭蓋など硬い骨の内部を除けば、ほとんどの部位の検査ができることです。最小でおよそ1センチ以上の腫瘍が発見できます。

PET検査

ＰＥＴ（ペット）とはポジトロン断層撮影法（positron emission tomography）のことです。前章で申し上げたように、がん細胞は糖だけを栄養分として活動する性質があります。

そこで、ブドウ糖の一部を微量の放射性物質に置き換えたものを患者さんに注射します。このブドウ糖が出す放射線を計測器で立体的に観測すると、体内のどこにブドウ糖が集まっているか、言いかえれば、活発に糖を食べている組織、つまりがんが身体のどこにあるかを測定できます。

理論上は数ミリ程度の微小ながん細胞を発見できるとされています。欠点は、もともと糖代謝が活発な脳などでは腫瘍を発見しにくいこと、それに一部の乳がんや前立腺がんのように糖代謝が低調なタイプのがんの発見が難しいことです。

内視鏡検査

光ファイバーを束にして先端の映像を手元で見られるようにしたファイバースコープ、または超小型カメラをチューブの先端に取り付けて口、鼻、肛門から差し込んみ、患部を直接的に観察する検査法です。

条件によっては5ミリ以下の腫瘍でも発見し、さらにはその場でマジックハンドのように切除手術も実行できる、きわめて優れた検査方法です。

腫瘍マーカー検査

これは血液検査です。体内の形状を透視するのではなく、血液中に特定のホルモンやたんぱく質、酵素など、がん細胞が残す痕跡である腫瘍マーカーがあるかを採血して確認します。マーカーの種類によってがんの発生や部位をある程度特定できますが、がん細胞には生育期と休止期があり、休止期にはマーカー物質をほとんど放出しませんから、あまり信頼がおけないと考える医師もいます。

腫瘍マーカーには多数の種類があり、複数のマーカーあるいはその他の診断方法を組み合わせてがん発症および再発の診断を下します。

生検《せいけん》

正式には生体組織診断またはバイオプシーといって病巣から直接に細胞や組織を採取して顕微鏡で詳しく調べる検査です。

現在は腫瘍の良性・悪性を判断する確定診断に不可欠な検査とされています。

１回の生検でがんと診断されない場合、２回目以降の生検には原則として医療保険が適用されないので注意が必要です。

最先端の検査方法

ここまでご紹介した検査は、いずれも国内の病院で標準的に採用されている検査方法で、保険適用となりますので安価に受診が可能です。

ここから先は最先端の検査方法をご紹介したいと思います。残念ながら現在は費用の全額が一部のケースを除き自己負担となってしまいますが、一部の医療機関ではすでに実用化がなされ、今後の活躍に大きな期待がかかっています。

がん遺伝子検査

前章で申し上げた通り、がんとは人体の遺伝子のトラブルが複合的に積み重なって発生する一群の疾病の総称です。ですからヒトの遺伝子を解析し、あるいは積極的な影響を与えることで、がんの診断および治療に進歩が期待できるのではないか、という構想は以前からありましたが、これを実用化したのが〝がん遺伝子検査〟です。

この遺伝子検査で具体的には次の３つが可能になりました。

・将来のリスク診断

・発症後の超早期診断
・発症したがんに対する治療法の確定

順番に見ていきましょう。

将来のリスク診断

自身の遺伝特性を調べて将来の疾病の発病に備えたり予防したりすることが遺伝子検査で可能になります。

検査自体は口の中を綿棒でこすって細胞を採取するだけですので、体にまったく負担はかかりません。

がん以外にも、高血圧、心筋梗塞、心臓肥大、動脈硬化、肥満、骨粗しょう症、アルツハイマー型認知症など各種の病気にどの程度かかりやすい体質なのか判明しますので、体質改善や検査の徹底などの対策をあらかじめ打つことが可能になります。

発症後の超早期診断

前項のリスク診断は、がんをまったく発症していない、つまり健康な人に対して〝将来的にがんを発症する可能性〟を判定する検査です。これに対して後天的に発症したがんを通常の画像診断では発見できない直径1ミリに満たない超早期の段階で発見するのがこの検査の目的です。

検査は患者さんの血液を採取することで行います。血液中に流れ出た遺伝子を分析することで、体内の遺伝子が損傷を受けて前がん病変（異形成）が発生していないか、それに発生した部位がどこであるかをチェックします。これによって通常は2～3年先に臨床的がんとして発見されることになるがん細胞をいち早く発見し、あらかじめ対策を打つことができます。

検査に要する期間は医療機関で採血をしてから3～4週間程度で、検査機関から送られてきた結果をもとに医療機関で診断を聞き、必要に応じてさらに詳細なカウンセリングを受けることができます。

この検査は早期発見と予防に対しても効果が高いのですが、がん治療の効果測定としても効果を発揮します。がん治療が終わった後で、直接は見ることができないがん細胞が体内にどれだけ残っているかを判定することができるのです。

治療の効果測定は、〝がんの取り残し〟を調べることになり、つまりは再発の可能性を予見し対策をたてることになります。がんの治療後に定期的ながん遺伝子検査を受けていれば、体内のがん化した細胞の増加や減少の動向を早期かつ的確につかむことが可能になり、あらかじめ対策をとることが可能になります。

血液検査という意味では腫瘍マーカーと似ていますが、がんを発見する原理が異なっていますので、一方で検知できない腫瘍を他方の検査で発見するなど、お互いが欠点をおぎなう相互補完的な利用が望ましいといえます。

発見されたがんに対する治療法の確定（がんゲノム医療）

乳がん、肺がん、大腸がん、胃がんなどにたいして、採取した病変組織に遺伝子検査を行うことによって、特定の治療法が効果を発揮するか、副作用が発生しないかをあらかじめ特定したうえで治療にアプローチすることが可能になりました。

遺伝子検査の実用化以前のがんの分類は前章にてご説明しましたが、基本的には原発部位によるものが主流といえます。ところが、単にがんの発症部位による分類では（特に化学療法、つまり抗がん剤の有効性において）適切な治療法が確定できないケース、重い副作用が発生するケースが存在したのです。

現在では、遺伝子検査の実用化によって、たんに原発部位のみならず、がん細胞の特徴を遺伝子レベルで特定し、効果のある療法と副作用のある療法を調べ、患者さんそれぞれの病状に合わせた治療が可能な時代になりました。こうした最新の治療を〝がんゲノム医療〟といいます。

また、このがんゲノム医療に必要となる遺伝子検査は、いくつかの条件、すなわち、

・標準治療をすでに終えているか、あるいは適応する標準治療が存在しない
・発症したがんの種別が既定の範囲にある

を満たしたうえで、医師の判断があれば保険適用が受けられることも大きな特徴です。

血管可視化装置による新生血管の発見

がん細胞が人体から栄養を奪うために血管を新たに作らせる〝血管新生〟という仕組みを前章で解説しました。これによってできた新生血管を見つけ出すことができれば、いままさに成長途上のがんを発見することが理論的には可能になります。

この考えの問題点は2つ。1つは体内の血管の配置と血流（これを血管の走行といいます）を正確に調べるには、血管造影剤をもちいたX線撮影など医療機関での大掛かりな検査が必要になること。もう1つは体内の深いところにある血管をくまなく調べるには、さ

らに検査が大掛かりになってしまうため、それならば従来の検査方法の方が効果的であることです。

１つ目の問題は、２０１８年という最近になって登場した〝血管可視化装置〟によって解決しました。小型で簡便な近赤外線照明によって体表の血管を黒く浮かび上がらせるもので、点滴や採血のさいに血管の位置を正確に測定するのに利用されています。

もう１つの問題、体内の内深部をくまなく検査する困難さには解決のめどが立っていませんが、それでも有効な分野はあります。それが体表にある女性の乳がんの早期発見です。実際に乳がんの自己診断と発見に特化した機器が〝ＢＲＥＡＳＴ-ｉ〟（ブレストアイ）という商標名で実用化され販売されています。これは片手で持てるサイズの血管可視化装置で、乳房《にゅうぼう》を近赤外線で照らすことで血管を黒く浮かび上がらせ、新生血管特有の不規則で大きな集まりをいち早く発見することができます。

この機器の長所は、

・マンモグラフィー（乳房Ｘ線検査）や超音波検査などと異なり、医療機関に予約して出向く必要がない
・自宅で自分自身がチェックができるため、心理的な抵抗が少ない

・触診でしこりを発見するよりも確実

などですが、この機器がもたらす恩恵は技術的なものよりも、むしろ社会的・心理的な側面が大きいでしょう。乳がんは日本女性のがんの発生個所のトップクラスに入るにもかかわらず、乳がん検診の受診率は30パーセントから40パーセントと決して高いとはいえません。理由は心理的な抵抗や、マンモグラフィーの不快感などが大きいでしょう。そこで、こうした機器の普及が乳がんの早期発見に寄与すれば、それは女性の健康に対して大いにプラスになりえます。

ただし、この機器によるチェックはあくまで自己診断ですから、最終的には医師の確定診断が必要になることは言うまでもありません。またマンモグラフィーその他の医療機関による検査より優れているということも意味しません。

CTC検査――最先端のがん検査方法

これまで紹介してきたがんの検査方法は、遺伝子検査を除けば、基本的には一定の大きさにまで成長したがんを直接的に捕捉するアプローチでした。

血液からがんの痕跡を探し出す腫瘍マーカーおよび遺伝子検査は原発部位によらない診

断が可能とはいえ、がん種によっては痕跡を出さないものがあったり、捕捉率の限界があったりと、これも完璧な検査方法とはいえません。

ところが２０１０年代に入って、従来とまったく異なったアプローチの検査方法が新たに見つかりました。それがＣＴＣ検査、またの名を分子病理検査（リキッドバイオプシー）です。

がん細胞がプログレッション期に上皮間葉転換というプロセスを経て循環腫瘍細胞（ＣＴＣ）となって、全身をめぐる転移性を獲得することは前章でご説明しました。このＣＴＣですが、がんの直径が１ミリにも満たない初期、いわばⅠ期未満の第ゼロ期の段階ですでに血液中に発生していることが確認されています。これを血液中からキャッチすることによって第ゼロ期の微細がんを診断しようというのがＣＴＣ検査です。

ＣＴＣ検査の原理と実用可能性は以前から知られていて、検査手法も存在はしていたのですが、血液10ミリリットルの中に数個～数十個と極めて微量のＣＴＣを抽出する手段がネックとなり、およそ60パーセント程度の捕捉率にとどまっていました。これを改良したのが米国と日本の共同開発による微小流路デバイス法という手法です。ＣＴＣの形状と柔軟性（厳密には柔軟性の無さ）に着目し、顕微鏡レベルの微細なフィルターを通すことで、捕捉率をこれまでの61パーセントから94パーセントと大はばに向上させたのです。

この高感度センサーによって、直径1ミリにも満たないごく初期のがん病変を確実にチェックできる可能性が開けました。

この微小流路デバイス法によるCTC検査は、現在のところは限られた医療機関でのみ実施が可能で、費用は全額が自己負担。さらに間葉系組織は健康な人体の中にも条件によっては微量ながら存在することから、偽陽性（本来は病気ではないのに病気と診断してしまうこと）の問題はつねに存在するとは言えますが、現在の最先端技術としては極めて有望な検査方法であることは確かです。

がんと診断されたら

こうして体内にがんが発見された患者さんは、治療を開始することになります。この章では発見後から治療までの流れをご説明することになりますが、その前に、どうしても1つ、覚えておいていただきたいことがあります。それは、

がんと診断されても、あせってパニックをおこしてはいけない

ということです。

治療法に長足の進歩が見られるとはいえ、がんは現在でも死に至る病であると認識されています。ですので診断を告げられた患者さんはショックのあまり思考が止まってしまい、正常な判断ができなくなってしまうのです。その期間は平均でおよそ3週間といわれていて、この期間中にあせって治療方針を決めてしまうのは避けるべきです。

がんが発見された時点でⅣ期、あるいは相当に進行のすすんだⅢ期でもなければ、対策を考える時間は十分にあります。

じつのところ、がんというのは怪我や脳出血のように一分一秒をあらそう緊急性の高い病気ではありません。もっとも進行の早いとされている甲状腺の未分化がんや肺の小細胞がんであっても、ダブリングタイム（倍に大きくなる時間）は最速で3週間。通常の診断で発見される5ミリや1センチの腫瘍が倍になったとしても危険性や治療方針に大きな変わりがあるわけではありません。ましてや、それ以外の原発がんでしたら、数か月かけて方針を考えてもいいのです。

がんの告知にショックを受けて、治療を急ぐあまりに起こしてしまう失敗をご説明します。

病院の選び方——在野に名医あり

まずは病院と担当医の選びかたです。がん診断のショックを引きずったまま、世間のウワサであるとか、雑誌の紹介記事などをうのみにして病院や担当医を急いで決めてしまう患者さんがよくいます。それで死期を早める不適切な治療を受けたり、あるいは大きな後遺症の残る治療法を選択してしまっては、後悔してもしきれません。

一般的な患者さんには、大学病院や都市圏の大病院であれば充実した治療が受けられるだろうと考える傾向がありますが、これには多少の誤解があります。まず大病院は多数の患者さんに対応する必要があります。このため、多くの大病院では〝ガイドライン〟という日本癌治療学会が決定したマニュアルを優先した治療を行います。患者さんの理解と同意を得ながらさまざまな治療法を試すだけの余裕はありません。

また、大病院に経験を積んだ情熱的で優秀な医師がいないわけではないのですが、いっぽうで一人前になったばかりの若い未経験な医師が配属されることもあり、その技量はまさに玉石混交、どの医師が担当することになるかは、運を天に任せるしかないのが現実です。

いっぽうで難しい手術をものともしない優秀な外科医、あるいは職人芸的な抗がん剤治療の達人、また先進治療に意欲的な医師などは海外に行ってしまったり、個人で独立してクリニックを経営していたりと、大組織に属さないスタイルを選んでいるケースが多いのです。問題はこうした医師をどこで探すか、情報を得る手段が患者さんには限られていることです。

そうは言っても病院と担当医を選ぶのに無策でいるわけにもいきません。まずは出来ることから始めましょう。

・しっかりと説明をして、疑問にこたえてくれる

じぶんの病状がどれだけ悪いのか、助かる見込みはあるのか、今後かかる費用は、などなど、何を聞いてもノラリクラリとはぐらかす医師は自分の責任を回避することしか考えていない可能性があります。

しっかりと自分の診断を説明し、患者さんの疑問にはなんでも答えてくれる医師を選ぶべきです。

医師が患者さんの体を深く調べるのと同じように、患者さんは医師のことを深く観察するべきなのです。

・セカンドオピニオンに前向き

診断のあとは治療方針の決定ということになりますが、このとき、医師の示した方針に疑問や不安があれば、セカンドオピニオンといってほかの医師の意見を聞きに行くことができます。

2006年4月に施行された診療報酬改定で、紹介状（正確には診療情報提供書といいます）の発行が保険適用となり、これによって医療の世界ではセカンドオピニオンが常識となりました。

この紹介状の一般化によって、がん治療の前にはセカンドオピニオンを受けることが常識となり、紹介状の発行を避けようとする病院は大幅に少なくなりました。

逆に言えば、この時代になっても紹介状の発行を嫌がる医師や医療機関があるのでしたら、そうした病院ではぜったいに治療を受けてはいけません。不幸な結果になることは確実です。

がんを治療するのは誰よりも患者さん自身であって、医師はその手助けをするのにすぎません。自身の納得がいくまで、セカンドオピニオン（別の意見）、サードオピニオン（さらに別の意見）を求めたって良いのです。

こうした情報収集や医師を選んだりする行為を〝ドクターショッピング〟といって、まるで悪い事のように表現する風潮もありますが、そうした意見を持つ医師や病院からは、むしろ患者さんの方から距離をとりましょう。

ちなみに2020年現在、病院をうつるための一般の紹介状は費用にして2500円（自己負担3割なら750円）ですが、セカンドオピニオンのための紹介状は検査結果や画像診断の情報なども付けて5000円（自己負担1500円）となります。

治療方針の決め方――QOL・ADLの重要性

QOLという言葉を、これまで何度か使ってきました。これはQuality Of Life（クオリティ・オブ・ライフ）の頭文字をとったもので、日本語では〝生活の質〟という意味になりますが、医療の現場では〝患者さんが本当に快適に生きられる健康を提供できているか〟という尺度を意味します。

これには、科学としての臨床医療がすすんだ結果（あるいはすすみすぎてしまった結果）、対象となる疾病を強引にでも治そうとして、患者さんに不自由や苦痛を強いる治療を行っているのではないか、という反省が医療界で広まってきた事情があります。極端な場合、「病気は治したが患者さんは死んでしまった」「病気は治したが、患者さんには永久にひどい障害が残ってしまった」などというケースも、QOLを無視した治療ではありうるわけです。

このＱＯＬは、特にがんの外科手術を受けるときに注意が必要です。セカンドオピニオンも聞かず、十分な判断をしないで、人工肛門手術や咽頭がん手術、乳房をすべて切除してしまう全摘手術を受けてしまえば、あとからいくら後悔しても取り返しがつきません。また抗がん剤の濫用も患者さんの生命力を奪い、重大な副作用——時には死に至る副作用——をもたらすことがあります。

ここでもうひとつ、ＡＤＬという言葉を覚えてください。これは Activities of Daily Living（アクティビティーズ・オブ・デイリーリビング）の頭文字で、日本語では〝日常生活動作〟となりますが、食事、歩行、排泄、入浴、コミュニケーションといった日常不可欠な動作を意味します。このＡＤＬに支障をきたすような治療を受ければ、患者さんのＱＯＬは確実に下がります。

これらを考慮に入れたうえで、がんと診断された患者さんがするべき判断を整理すると、次のようになります。

・治療の効果

患者さんが楽になり、そして病死から遠ざかるものであるほど良い

・副作用の有無
苦痛が少なく、また治療後のＡＤＬ・ＱＯＬが下がらないものであるほど良い
・費用その他の負担
費用が安く、短期間で簡単に受けられるものほど良い。

これらの中で第一に考えるべきは効果です。ただし、ほとんどのがんは末期になるまでは痛みなどの自覚症状がないので、治療効果を実感できないのが問題です。そこで病状の改善を見るにはもっぱら検査をもちいることになります。前項でご説明したＣＴなどの画像診断でがんが縮小しているかを調べ、血液検査で体内全体のがんが後退しているかを調べます。

次に考慮するのが副作用です。抗がん剤のもたらす倦怠感、下痢、吐き気といった苦痛や脱毛などの障害、骨髄抑制にともなう体力の低下などを踏まえても治療を選択するべきか。また外科手術においては、咽頭摘出で会話能力を失うことや乳房の切除にともなう精神的苦痛、人工肛門による生活困難を乗り越えてでも拡大手術を行うべきか、よく検討し

なければなりません。そのうえで最近では身体を大きく傷つけることのない内視鏡や腹腔鏡をもちいた手術や乳房の温存療法を選択する患者さんが増えています。

最後に費用と、その他もろもろの生活負担の問題です。当然ながら安価で負担のすくない治療法が良いのですが、これについては各家庭の財政事情、サポートのできる家族の有無など、それぞれ事情がことなってきますので、はっきりとしたことは申し上げられません。ただし、私自身が推進している保険適用外の各種の施術と費用の問題については、あとでページをさいてご説明したいと思います。

がんの標準治療

こうして方針を決定したあとは、いよいよ治療を開始することになります。現在の標準的な医療機関が採用している治療アプローチは大きく分類すると、

・手術
・放射線治療
・化学療法（抗がん剤治療）

の３つと、それらの組み合わせなります。それぞれの治療には有効な範囲と長所、短所がありますので、順番に見ていきましょう。

手術

過去において日本人のがんは胃がんが圧倒的に多く、また胃がんには手術が非常に有効であったことから、日本の医療界と患者さんの中では「がんといえば手術がスタンダード」という意識がありました。じっさいに医療機関では最初の選択として手術をすすめられるケースが多かったのですが、近年は状況が変わり、化学療法やその他の手法を検討するケースも増えてきました。

手術というのは放射線治療と同じく局所療法（身体の一部分にだけ効果のある治療法）ですから、全身に転移してしまったⅢ期やⅣ期のがんには効果が期待できません。しかしながら、手術には大きな長所として、がん細胞のかたまりを丸ごと除去できるという特徴があります。

がんの治療は増殖しようとするがん細胞と、それを減らそうとする処置との競争という側面があります。そこで物理的に病巣を丸ごと除去できる手術には、もっぱら薬剤を使用する内科的なアプローチに比べて短期で大きな効果があります。またⅠ期やⅡ期のがんについては、そこで一気に勝負をかけて、治癒に持ち込んでしまうことも出来ます（先にご説明した〝がん体質〟の問題は残りますが……）。

ここで注意するべきは、術後のＱＯＬの問題です。従来の手術といえば、周囲のリンパ節を含めて丸ごと取り去ってしまう拡大手術が基本でした。ところが、近年の研究ではリンパ節を除去しても治癒率は変わらないどころか、患者さんの体力、免疫力に悪影響が大きいことが分かってきたのです。ですから私の意見としては「手術をすぐに否定することはしない。ただし、術後のＱＯＬ、ＡＤＬをよくよく考えて、できるだけ組織の温存手術を選択するべきである」というものになります。

がん手術の欠点

私はがん治療において手術を完全に否定するものではありませんが、同時に本質的な欠点があることも指摘しておきたいと思います。

技量のバラツキ

がん手術の第一の欠点、それは、

執刀医（手術を行う医師）の技量によって結果が左右される

という、いってみれば当たり前の事実です。難しい条件の手術が成功に終わるのは、熟練した名医が執刀したからであって、別の医師が成功を再現できるわけではありません。全国いつでも同じ結果が期待できるわけではないのです。

ならば、訓練方法を研究して高い技量をそなえた〝名医〟を量産すればいいのではないか？　それも難しいのです。なぜなら、人間の患者さんの手術においては絶対に失敗しない技量が求められ、その技量を上げるには実際に手術を多数こなさなくては経験を蓄積できない。というニワトリとタマゴのようなジレンマがあるからです。

もちろん、現在では直接患者さんの体にふれない訓練法もあります。しかしながら、今も昔も外科医の養成方法は、最終的には実践しかありません。最初は指導役の医師がいつでもバトンタッチできるように後ろに控え、簡単な手術からはじめて、徐々に複雑な手術へと技術を上げていきます。

それでも、すべての医者が熟練の外科医になれるわけではありません。

そうはいっても、実際にがん治療に活動している外科医は多数いるではないか。読者の方はそう思われるかもしれません。ここで高度な外科医の育成のジレンマをわざわざ申し上げたのは、近年の外科手術がとても高度化して難度の高いものになっているからです。

侵襲度と効果のジレンマ

侵襲度《しんしゅうど》、という言葉があります。外科手術の場合は患者さんの体をどれだけ大きく切り開いて（あとで元に戻すとはいえ）大きく傷つけてしまうか、という意味になります。

多くの場合、侵襲度の大きな開腹手術（身体を切開して内臓を直接治療する手術）には全身麻酔が使用されます。この全身麻酔が患者さんの体力と免疫力をうばい、がんの再発と悪化に大きく影響を与えるのです。全身麻酔を患者さんにほどこす時間が長ければ長いほど、比例して体におよぼすダメージも大きくなります。実際にがん治療を含めた外科手術においては、手術が成功する可能性よりも以前に、患者さんの身体が全身麻酔に耐えられるかどうかが、手術に踏み切る判断の大きな要素になっています。

そこで最近では腹腔鏡《ふくくうきょう》手術という、体を小さく切開して内視鏡を挿入し、カメラで病巣を確認しながら行う手術が注目を浴びています。ところが限られた視界で患部を除去する腹腔鏡手術はきわめて高度な技術を必要とする上に、がんを完全に切除できない危険性と常に隣り合わせなのです。侵襲度の大きい（つまり回復力をうばう）開腹手術か、がんを取り切れない可能性のある腹腔鏡手術か、ここでもジレンマが発生します。

年々難易度が上がっていく手術と患者さんの協力

繰り返しになってしまいますが、高度な技術を要する腹腔鏡手術をこなす外科医を日本全国で養成するには、日本人のがん患者さんがどこまで訓練に協力するのか、という問題があります。たとえば読者のかたががんになったとして「この医者は経験が足りませんが、訓練のために執刀させてやってください」といわれて、応じられるでしょうか？　こうしたジレンマに対して、日本の医療においては現在のところ、高度な外科医の訓練は（言い方は悪いのですが）臨床の現場でなしくずし的に強引に進めているところがあります。こうして少しずつ熟練の外科医を増やしていく以外に方法はないのですが、困ってしまうのが全国に点在する中級クラスの医療機関です。日本人の２人に１人ががんになる時代に、一部の条件に恵まれた患者さんだけが高度で難しい手術を受けられる状態を良しとするか、それとも全体の80パーセント程度をしめる平均的な外科医でもできる開腹手術を標準的な療法とするのか。これは日本全体の今後の課題となってきます。

放射線治療

放射線とは何か、くわしい説明ははぶきますが、強いエネルギーを持った電磁波（電波や光）や超高速で進む微粒子であると理解してください。これを生物の体細胞に当てれば、ＤＮＡが破壊されて細胞の増殖にストップがかかります。いわゆる〝被曝〟という現象ですが、これを利用して人体のがん組織に放射線をピンポイントで照射することで、がんを消滅させてしまおうというのが放射線治療です。

前節で申し上げたように、日本のがん治療といえば「第一に手術、進行したら抗がん剤」でした。これは胃がんの治療から派生した考え方なのですが、海外では手術と並んで放射線治療を局所療法の第一選択とするケースが多いのです。

放射線治療の長所はなんといってもＡＤＬ、ＱＯＬの維持が容易であることです。たとえば肛門近くの直腸がんを最初に放射線で小さくしてから範囲を絞った縮小手術をすることで、人工肛門を必要とする可能性を下げることなどができます。

他にも次のようながん、

・咽頭がん

・食道がん
・子宮頸がん
・舌がん
・前立腺がん

これらに対して拡大手術を行うと発声などの身体機能に大きな障害を残しますが、こうしたケースに放射線治療は効果を発揮します。乳がんなどで外観の変化に患者さんが精神的ショックを受ける場合についても同様です。

ほかにも骨がんの多発性転移に関しては放射線治療は非常に効果的であり、また他に選択肢は現在のところありません（小規模な病変であれば抗がん剤も有効ではあるのですが……）。また高齢や虚弱状態の患者さんで拡大手術に耐えられる体力がない場合でも、最初に放射線で病巣を小さくしてから抗がん剤治療や縮小手術につなげることもできます。

このように目的を選べば効果的な放射線治療にも、当然ながら欠点はあります。

正常組織への悪影響と対策

治療用の放射線は体外から照射されると、途中の体組織でエネルギーを放出しながら患部へと到達します。ということは当然ながら放射線が通過する途中の体組織にもダメージが発生します。

厳密なことを申し上げれば、放射線の悪影響（言いかえれば効果）は

・細胞分裂が活発で
・将来的に多くの細胞に分裂し
・形態が未分化である
・ＤＮＡの自己回復能力が弱い

という、がん細胞にぴったり当てはまる条件の組織において強く出るため、放射線の照射と正常組織の回復を待つ休止期間のインターバルによって、がん細胞だけを選択的に攻撃してはいるのですが、それでも照射線上の組織や、照準のずれによる正常細胞への攻撃などで、貧血や吐き気、激しい疲労感など、つらい後遺症が発生するケースがあります。

こうした正常細胞へのあやまった攻撃を防ぐために、いくつかの方法が考案されています。順番に解説していきましょう。

一般的な放射線治療

高エネルギーのX線を発生させるリニアック（直線加速器）と呼ばれる機器を患者さんの身体に向けて、一方向から患部に対して放射線を照射します。従来の放射線治療といえばこの手法を指しています。当然ですが、体表から患部を経由する体組織すべてにX線が通過しますので、副作用も大きいといえます。

内部照射による治療

一般的な放射線治療（外部照射）に対して、放射線を発する元素を小型カプセルに封入して、直接患部に埋め込んでしまうアプローチを密封小線源治療といいます。患部に直接放射能を当てるため、治療の効率が良く、副作用が少ないとされています。

三次元原体照射（3D-CRT）

治療の前にあらかじめCTによる患部の精密な立体像を撮影し、これによって治療計画を立て、患部の大きさと形状に合わせて最適な放射線を照射する手法を3D-CRTといいます。現在多くの放射線治療施設で普及しています。

定位放射線治療（SRT）

放射線は体の表面からターゲットである患部に到達するまで、通過経路の体組織をすべて攻撃しながら通過していきます。かといって、がん以外の組織に悪影響が出ない程度の放射線ではがんに十分なダメージを与えることができません。そこで多くの方向から放射線を照射して患部に集中させる方法を定位放射線治療といいます。

別名ピンポイント照射とも呼ばれ、X線の通過する経路をさまざまな角度に分散することで患者さんのダメージと副作用を軽減する効果があります。具体的な手法としては、ガンマナイフ、サイバーナイフなどがあげられます。

ガンマナイフ

前述のSRTを実現するために、100個以上の弱くて細いガンマ線を患部の上下左右から立体的に照射して患部に集めて、がん細胞だけに強いエネルギーを発生させるガンマナイフと呼ばれる手法が開発されました。同様の原理をX線を用いて実現するリニアックナイフと呼ばれる手法もあります。患部以外の健康な組織を傷つけにくいという長所がありますが、一方で体内の位置が常に動いている部位には照準がつけられないという欠点があり、頭蓋骨の中にある脳腫瘍のように動かないターゲット以外の使用が難しく、胴体に使えるガンマナイフはなかなか実用化に至りませんでした。これを可能にしたのが後でご説明する画像誘導放射線治療（ＩＧＲＴ）です。

サイバーナイフ

超小型のリニアックをロボットアームの先に取り付け、コンピュータ制御で多方向から放射線をあてる治療機器をサイバーナイフといいます。単純な回転運動ではない複雑な動きが可能ですので、一度の治療で複数の患部に放射線を照射することができます。

画像誘導放射線治療（ＩＧＲＴ）

前項のように体内で動いている組織に狙いをつけられるように、がんの検査方法でご紹介したＣＴやＸ線撮影で正確な位置決めと誤差修正を行い、がん組織に狙いをつけて放射線を照射するのが画像誘導放射線治療（ＩＧＲＴ）です。これによって体の部位を選ばず放射線をピンポイントで照射することが可能になりました。

最近では動体追尾放射線治療といって、肺のように呼吸によって大幅に動いてしまう臓器に対して、リアルタイムに照射する狙いを変えて病巣の移動に自動的に追随する放射線治療法も実用化されています。

強度変調放射線治療（ＩＭＲＴ）

放射線治療にはもう1つ問題がありました。それは、がんの病変箇所が球形とは限らないことです。がん化した組織全体を照射する範囲に放射線をあてれば、患部にくびれたところがあれば、そこにある正常な組織にも放射線をあててしまいます。

そこで、患部が小さい時には照射範囲を絞り、大きい時には広い範囲で照射するように常に照射範囲を変化させる放射線治療が強度変調放射線治療（ＩＭＲＴ）です。

このＩＭＲＴを、設備自体を回転させて多方向から行う強度変調回転放射線治療（ＶＭＡＴ）という手法もあり、ＩＧＲＴの手法を統合した〝トモセラピー〟という治療装置が良く知られています。

陽電子線治療、重粒子線治療

ここまで紹介してきた放射線治療は、Ｘ線やガンマ線を使用します。こうした放射線はどれだけ工夫しようとも、身体に進入してから患部を経由して出ていくまで、放射線の通過経路となる正常な体組織にも影響を及ぼします。

これを解決するのが、粒子線による放射線治療です。超高速に加速した粒子は、何らかの物質を通過するとき、抵抗にあって停止する直前に最大のエネルギーを放射します。これを医学の観点から見れば、体外から照射すると、一定の深さまで潜ってから最大のエネルギーを放射する放射線ということになります。途中経路に影響が少なく、狙った患部で最大のエネルギーを出し、そして消える。副作用の少ない、理想に近い放射線であることがご理解いただけると思います。

陽電子線治療は水素原子の原子核を、重粒子線治療は炭素イオンを粒子加速器で加速して体外から照射します。後から実用化された重粒子線治療の方が効果は高く、そのぶん入院期間など患者さんの肉体的負担は少ないのですが、後発の技術であるため施術ができる施設が限られているのが問題です。

放射線治療の欠点

こうして短所をテクノロジーによって克服してきた放射線治療ですが、それ以外の側面で、まだまだ未解決の難問が残っています。

日本の医療体制の問題

放射線治療の技術は現在も進歩の途上です。ということは、従来のアプローチには欠陥が多く、それが今でも普及した状態にあることを意味します。

まずは照射範囲の問題があります。従来の単純な照射方法で一般的な外科手術と同じ範囲の病巣に放射線を照射したら、間違いなく患者さんは副作用で亡くなってしまいます。ですから現在のところ一般的な放射線治療は外科手術と内科的アプローチの補助的な役割として、Ⅰ期かⅡ期に存在する単独の大きな塊をつぶすか、あるいは手術のできない部位に対応する役割だけを期待されているにすぎません。実際のところ、日本の医療界ではがんの治療において、放射線腫瘍医は主治医にはなれない傍流の扱いなのです。そして腫瘍治療の主役となって活躍するには、熟練した放射線腫瘍医の供給が圧倒的に追いついていないのが現状です。

いかに設備が高度化しようとも、最終的に治療の結果を左右するのは、それを運用する放射線腫瘍医の技量です。特に放射線治療においては外科医のような手技よりも診断を踏まえて専用のコンピュータ上で緻密な治療計画を立案し、それを間違いなく実行するだけの経験と技術が必要となり、その上で日進月歩の新技術に追いつくために最新の知識と情報をつねに維持することが求められます。

いってみれば職人芸と科学者のハイブリッドのような世界なのですが、ここでも外科医と同じジレンマが発生します。つまり、「熟練した医師でなければ施術をするべきではない。熟練するためには施術で経験を積まなければいけない」というものです。

設備の普及とコストの問題

放射線治療においては、高度なものであるほど高額な設備の導入が必要となります。結果として国内の治療施設は少なく、前述のような単純なレベルの放射線治療の設備であっても、日本全国に約9000もある病院の中で1割にも満たない700施設にしか設備がなく、粒子線による治療にいたっては2019年現在、23か所（陽子線が17か所、重粒子線が5か所、重粒子と陽子線の両方が1か所）しか施設がありません。

読者のなかには大病院で放射線科の窓口をご覧になった方もおられるかもしれませんが、これはレントゲンなど診断に用いる放射線を取り扱う部門であって、放射線科がある病院であればどこでも放射線治療が受けられるというわけではありません。

最後に、放射線治療も外科手術と同じく局所療法ですので、Ⅲ期やⅣ期といった全身に転移したがんには効果が期待できません。

化学療法（抗がん剤療法）

これまで解説してきた手術および放射線治療は局所療法、すなわち患部を直接切除するか放射線で死滅に追い込むか、というピンポイントの治療法です。いっぽうで全身に転移したⅢ期以降のがんに対抗できるのは、現在の標準医療のなかでは化学療法、つまり抗がん剤しかありません。

化学療法を担当するのは腫瘍内科医の仕事です。患者さんのがん種別（原発部位）、進行度、これまで受けてきた治療などさまざまな特徴に応じて薬剤を選択し、投与の手順を決定し、点滴、注射、経口投与（飲み薬）などで患者さんの体内に送り込みます。投与された薬剤は血液に乗って全身に回り、各部のがん細胞で効果を発揮します。

ここで確認しておきたいのが、抗がん剤の本質的なルール2つです。それは、

1つは、がん細胞を死滅させること。
1つは、がん細胞以外の人体細胞を傷つけないこと。

この2つです。そのためには、がん細胞の特徴をとらえて、選択的に攻撃を行う化学物

質を抗がん剤として使う必要があります。ところが、がん細胞と通常細胞の違いは〝増殖のブレーキがはずれていること〟以外にはほとんどありません。これまで説明した通り、がん細胞は通常の細胞に擬態（なりすまし）する能力も優れているのです。したがって、後述の分子標的薬などいくつかの例外を除けば、大半の抗がん剤は増殖が活発な細胞を狙い撃ちすることになります。

抗がん剤の仕組みと分類

旧来の抗がん剤は活発な活動をしている細胞に対して攻撃性を発揮するものが大半です。順番に見ていきましょう。

アルキル化薬

もっとも初期に発見された抗がん剤で、系列も多数にわたります。がん細胞中のＤＮＡに直接作用し（アルキル化）、ＤＮＡが２つに複製されるための分裂を阻害します。白血病や悪性リンパ腫などの血液がんに高い効果を発揮します。

白金化合物（プラチナ製剤）

現在の抗がん剤治療の中心をなす抗がん剤のグループです。その名の通り白金（プラチナ）の化合物で細胞の分裂を強力に抑制します。幅広いがんの治療薬として使用され、薬品名は、シスプラチン、カルボプラチン、ネダプラチン、オキサリプラチンなど。主な副作用は腎臓に対する毒性、嘔吐などの消化器障害、貧血、神経障害などです。

代謝拮抗薬

細胞の重要なパーツである核酸の材料であるプリンやピリミジンといった化合物に似たイミテーション（にせもの）物質で、開発と実用の歴史も長く多数のバリエーションがあります。この薬品が体内にあると細胞の分裂時にＤＮＡがプリンやピリミジンを取り込めなくなり、結果として分裂が妨害されます。細胞の分裂期だけに効果がある薬品であるため、連日かつ長期間の投与が必要で、また持続時間の長い新薬が研究開発されています。また副作用が多岐にわたるため、投与には熟練した内科医の注意深い運用が必要です。

トポイソメラーゼ阻害薬

トポイソメラーゼとは細胞内でＤＮＡを操作する酵素の１つです。この働きを阻害することで、細胞の活発な分裂を抑止します。バリエーションは多岐にわたりますが、なかでもアントラサイクリン系とよばれる薬剤はＤＮＡの活動を強力に阻害するため、投薬には細心の注意が必要です。その他の副作用は下痢などの消化器毒性と骨髄抑制です。

微小管阻害薬

微小管は細胞内で常に生成・分解をダイナミックに繰り返して細胞の構成パーツを操作する生化学的な機械のような存在で、この働きを妨害することにより細胞の分裂を抑止することができます。

微小管の合成を阻害する微小管重合阻害薬と、合成された微小管を安定させて分解を止めてしまう微小管脱重合阻害薬があります。

ビンカアルカロイド（植物性アルカロイド）

植物から抽出・精製したアルカロイド（毒性化合物）の一種で微小管の形成を妨害します。薬品名はビンブラスチンやビンクリスチン、ビンデシンなど。主な副作用は骨髄抑制と嘔吐、便秘といった消化器系の障害です。

タキサン系抗がん剤

微小管脱重合阻害薬といって、微小管を活動させないことで細胞分裂を止め、アポトーシスをうながします。

薬品名はパクリタキセルやドセタキセルなど。主な副作用は骨髄抑制、末梢神経障害などです。

抗がん抗生物質

抗生物質とは微生物が産みだす物質で、ほかの微生物の生育を阻害するものをさします。ご存知の通り、大部分の抗生物質は細菌の感染症に対する治療に使われますが、これを化学的に加工することで、がん細胞を攻撃する抗生物質を作り出すことができます。どのように効果を発揮するのかについては、その他の抗がん剤と類似していますので、抗がん抗生物質だけは効果ではなく製造由来に着目した分類といえます。

殺細胞性抗がん剤の問題点

ここまで紹介してきた抗がん剤は、いずれも活発に分裂する細胞をがんとして攻撃するもので、殺細胞性抗がん剤と呼ばれます。

ここで問題になるのは人体の中で活発に増殖している細胞が、がん細胞だけとは限らないことです。ですから、殺細胞性抗がん剤には薬剤ごとの副作用以外に本質的な問題点として、

・血液細胞（赤血球、血液、血小板）を活発に生産している骨髄にダメージを与える骨髄抑制、貧血、出血傾向
・常に細胞が更新されている消化器系の細胞の死滅、脱落から来る、嘔吐、下痢、便秘、口内炎などの消化器系トラブル
・毛根細胞へのダメージによる脱毛

などが常につきまといます。

分子標的薬

ここまで紹介してきた殺細胞性の抗がん剤に対して、分子標的薬はがん細胞と正常細胞の違いを遺伝子レベル、分子レベルで解析して、特定の分子の働きをターゲットにして妨害や促進などの制御を行う新世代の抗がん剤です。

種類としては、

・低分子薬

従来の薬剤のように化学薬品を反応させて製造する薬剤。比較的単純な構造(低分子)で細胞の中にまで入り、たとえば細胞内の上皮成長因子受容体（ＥＧＦＲ）の過剰な存在といった、がん細胞特有の内部動作に反応して干渉することで増殖を抑止します。

・高分子薬（抗体医薬品）

マウスなどの細胞をバイオテクノロジーによって遺伝子操作して、人体の特定の分子に反応するタンパク質（モノクローナル抗体）を作らせることで製造する医薬品です。構造が複雑（高分子）であるため細胞の中には入れず、がん細胞の外側に張り付いて、増殖のために周囲に振りまくメッセージ分子を妨害します。

抗体医薬品がどのように機能するか、京都大学の本庶《ほんじょ》佑《たすく》博士が原理を発見し、ノーベル生理学・医学賞を受賞することになった薬品〝ニボルマブ〟を例にとり説明しましょう。第１章で説明した〝がん細胞が生き残る仕組み〟のなかにＰＤ-Ｌ１という分子がありました（41ページ）。人体にはがん細胞を攻撃する免疫系という仕組みがあり、ＰＤ-Ｌ１は免疫系の武器であるＴ細胞に攻撃停止を命令する分子です。がん細胞はこのＰＤ-Ｌ１を産みだすことを覚えて、Ｔ細胞の攻撃を抑制してしまいますが、これに対して分子標的薬のニボルマブはＴ細胞に張り付いてＰＤ-１（ＰＤ-Ｌ１を受け取る機能）を止めてしまい、Ｔ細胞の攻撃性を維持するのです。こうしたことから、ニボルマブは〝免疫チェックポイント阻害剤〟とも言われます。

がん細胞が体内で生き残るために周囲におよぼす化学反応にはさまざまな種類があります。そうした反応をとらえて干渉することで、がんの増殖を抑止するのが分子標的薬です。たとえば、ニボルマブと同じ抗ＰＤ-１抗体であるペンブロリズマブ、がん細胞に血管を引いてくる〝血管新生〟をうながす物質であるＶＥＧＦの抗体ベバシズマブなど多くの薬剤が開発され、効果を期待されています。

ここまで紹介した抗がん剤が、現在のところ使用されている大きなグループですが、内科的な、つまり薬剤とそれを使用した抗がん治療がいくつか残っています。順番に紹介していきましょう。

L-アスパラキナーゼ

これも代謝拮抗薬の一種といえます。一部のがん細胞は常に外部からアスパラギンを吸収する必要があります。L-アスパラキナーゼはアスパラギンを分解する酵素で、これによってがん細胞を栄養欠乏状態に追い込み、増殖を食い止めることができます。急性白血病や悪性リンパ腫などに用いられますが、血液の凝固因子が不安定になることから血栓や出血などの危険性があるため、投薬中は常に血液のチェックが必要です。

がんワクチン

ワクチンは本来ならば病原菌やウイルスが起こす感染症に対抗するための薬品です。その仕組みは、ウィルスが持っている特徴（これを抗原といいます）を無毒化、弱毒化したうえで注入することで人体の免疫系の反応をうながし、病原体に対抗する物質（これを抗体といいます）の生成を後押しして特定の感染症に対する抵抗力（免疫）をつける、というものです。

人体はがんに対してもこの免疫系で抵抗を試みますが、免疫の力が弱かったり、がん細胞が免疫を無力化する仕組みを備えたりと、悪化を食い止めるのが難しいことはご説明しました。

そこで、がん細胞の特徴的な抗原を投与することで患者の免疫系の増強をはかるのががんワクチンです。人体の免疫を利用するため、副作用の少ない効果的な治療法として将来が期待されています。

ところで、がんワクチンという言葉は、別の意味でつかわれることもあります。それは、ＨＰＶ（ヒトパピローマウイルス）の感染による子宮頸がんや、Ｂ型肝炎による肝臓がんなどを防ぐため、あらかじめこれらの感染を防ぐワクチンを接種することで、がんの発病を未然に防ぐ、という用法です。

ホルモン剤（内分泌療法）

前立腺がん、乳がんなど、何種類かのがんはホルモン剤に対して弱点があることが分かっています。ステロイド（悪性脳腫瘍）、フィナステリド（前立腺がん）などが用いられます。

支持療法

直接的にがんをたたく薬剤ではありませんが、それぞれの抗がん剤が起こす副作用を防ぐための薬剤も内科的アプローチの一部をなす重要な要素です。

たとえば、免疫力の低下に対抗するための抗生剤の投与や、造血能力の低下に対抗するための輸血、消化器の不調に対抗するための制吐剤（吐き気止め）などがあります。

抗がん剤の用法

抗がん剤は副作用（毒性）が強いことから投与にも技術が必要とされます。こうした技術は大きく分けて、

・多剤併用療法
・支持療法

に大別されます。順番に見ていきましょう。

多剤併用療法

先にあげた通り、抗がん剤は主要なものでも100種類以上が存在し、

・どこのような仕組みで効果を発揮するのか（これを薬理《やくり》機序《きじょ》といいます）
・どのように投与するのか（飲み薬か、注射か、など）

・投与する期間はどれくらいか
・どのような危険性があるのか

などがすべて異なっています。そうした複数の薬剤を組み合わせて最大の効果を期待するのが抗がん剤の多剤併用療法です。

多剤併用療法によって、次のような効果が期待できます。

・がん細胞は雑多に突然変異した細胞のかたまりです。ある薬が効かなくても別の薬が効果を発揮する可能性があります。時間をかけて1種類ずつ投与して効果を確認するより、複数の薬を同時に投与したほうが時間との闘いのうえでは有利です。また、がん細胞が特定の薬剤に対する耐久力（薬剤耐性）を獲得する前に効果を上げることができます。

・薬剤の組み合わせによって、互いの効果を高めあう相乗効果があることが確認されています。こうした複数の薬剤を組み合わせて投与することで、より強く早くがんを制圧できます。

・たとえば別々の副作用を持つ薬剤2種類を半分ずつ投与すれば、同じ薬剤を2倍投与するよりも副作用が分散できます。逆に言えば、同じ副作用の出る薬剤を同時に投与してはいけません。

こうした多剤併用療法には、悪性リンパ腫に用いられるCHOP療法や、肺がんでいえばタキサン系抗がん剤とプラチナ製剤の併用など、がんの種別によって多種多様にわたりますが、いくつかの重要なポイント、たとえば、

・ターゲットになる分子がそれぞれ違う薬剤
・別々の細胞周期をターゲットにする薬剤
・毒性の性質が違う薬剤

といった原則と、実際に投与した結果に基づく経験則によって組み合わせます。ただし、こうした薬剤の組み合わせは臨床の医師が毎回異なるパターンを考案するわけではありません。一般的な医療機関では、先行している研究によって既に効果が確立しているパター

ンを患者の状態によって使い分けます。

支持療法

がんの治療薬には、直接がん細胞を制圧するものと、その効果をサポートするものがあります。

一般に抗がん剤を投与する量の限界は副作用の大きさによって決まってきます。そこでたとえば、ある抗がん剤に骨髄抑制の副作用があることが先にわかっていれば、それに対抗するG-CSF製剤を同時に投与することで、より大量の抗がん剤を投与することが可能になるわけです。

分子標的薬のように人体の免疫系を利用する薬剤であれば、免疫賦活剤の同時投与で同じ用量でも大きな効果を期待できます。

投与3日目で吐き気、悪心が起きることが経験上分かっていれば、タイミングを合わせて制吐剤（吐き気止め）を投与することで、患者のQOLと食事による栄養状態と体力を維持したまま、より大量の抗がん剤を投与できます。

プロトコールとレジメン、クール

多剤併用や支持療法ので使用される薬剤の組み合わせをプロトコール、あるいはレジメンといいます。

プロトコールとレジメンの違いは、前者が単純に使用する薬剤の組み合わせを示すのに対して、後者は投与する順番とタイミングまでを指定した情報であることです。

こうして特定の順番で決められた薬剤を投与し始めてから終わるまでの1回の治療を1クール（または1コース）といいます。抗がん剤の投与は、1クール、2クールとクールを単位として行われます。

1クールの期間はおよそ数週間。そのあと休薬期間を挟んで効果を測定しながら2クール目、3クール目と進んでいきます。最初の1クールだけは副作用を慎重に監視するために入院して行い、2クール目以降は外来診療で受けるなど、病状と選択した療法によってさまざまなパターンがあります。

化学療法の欠点

抗がん剤の歴史は副作用、つまり毒性との戦いの歴史でもありました。

一般に病気の患者さんに薬を投与するとき、期待されている効果を〝作用（または主作用）〟、そして望んではいないが避けられない作用を〝副作用〟といいます。その中でも特に患者さんにとって不利益となる作用を〝有害事象〟〝有害作用〟〝有害反応〟またはもっと率直に〝毒性〟と呼ぶのですが、ここでは単純に〝副作用〟と表記を統一することにして、場合によっては毒性とも表現することにします。

抗がん剤の毒性

どのような薬剤であっても、過剰に投与すれば人体に有毒な副作用が起きますが、多くの抗がん剤は特にその毒性が強いのです。

次ページの図を見てください。これは薬剤の投与量とその効果をグラフにしたものですが、一般的な薬剤の効果は図の〝有効性のカーブ〟のように投与する分量によって効果が上がっていき、一定の分量で頭打ちになります。それ以上の用量を投与すると、今度は〝毒性のカーブ〟のように副作用の強さが上がってきます。この２つのカーブの隙間を治療域というのですが、一般的な薬剤の治療域が広いのに対して、抗がん剤の治療域は非常に狭いのです。これはすなわち、抗がん剤の投薬は毒性と隣り合わせ、ということを意味します。中には有効域と毒性域がまったくおなじか、場合によっては毒性の方が強い、つまり

抗がん剤の治療域

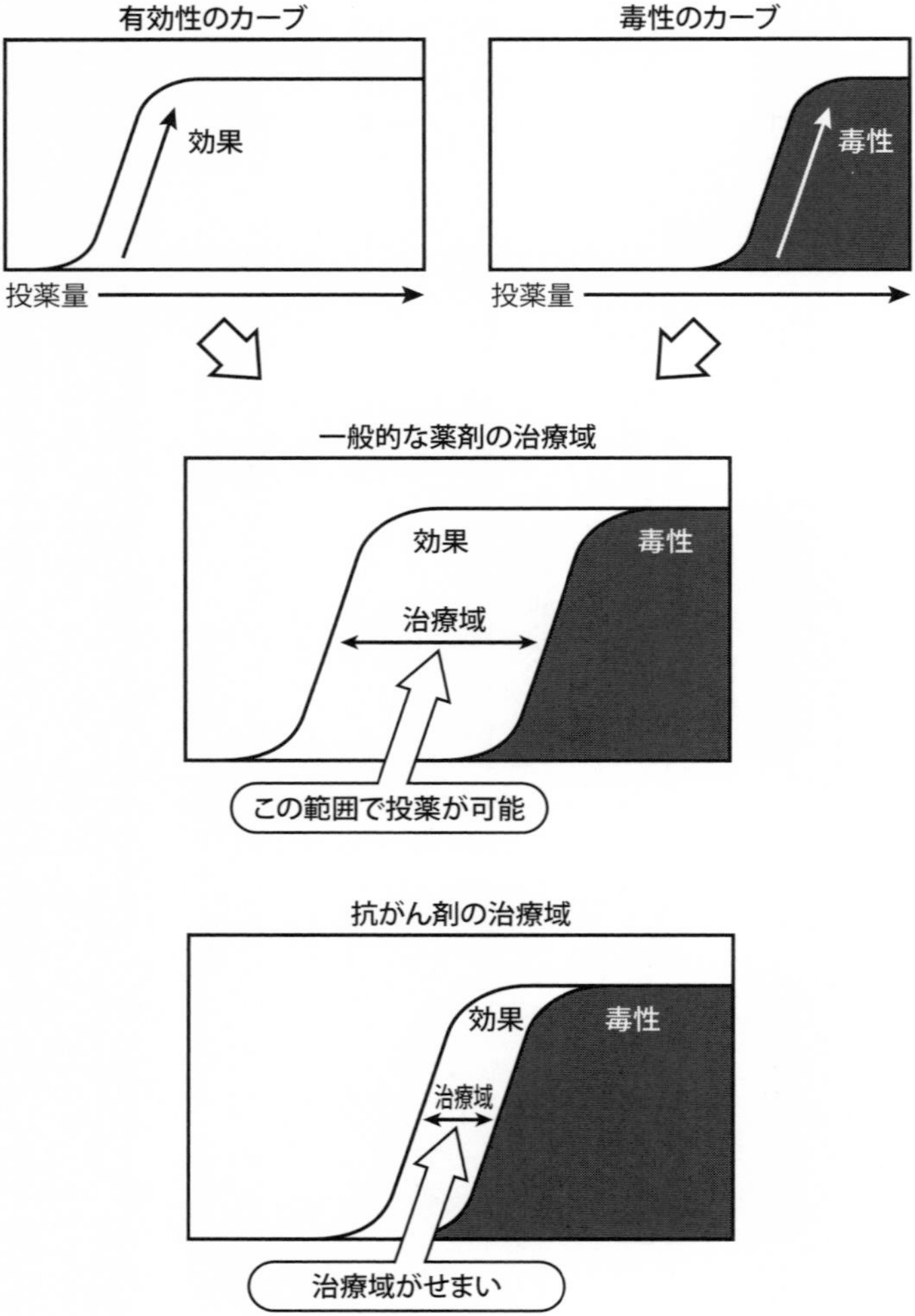
有効性のカーブ
効果
投薬量
毒性のカーブ
毒性
投薬量
一般的な薬剤の治療域
効果
毒性
治療域
この範囲で投薬が可能
抗がん剤の治療域
効果
毒性
治療域
治療域がせまい

〝毒物を承知の上で処方する〟という抗がん剤もあります。
そうして発生する副作用にはどのようなものがあるかというと、

・投薬直後にあらわれるもの
アレルギー反応（単純な発疹、かゆみなどから、ときには血圧の低下や不整脈、呼吸困難といった劇症化）

・投薬後に薬の効果とともにあらわれるもの
悪心《おしん》、嘔吐《おうと》、脱毛、骨髄抑制による白血球減少、血小板減少など

・長期的なもの
肝機能障害
腎機能障害
間質性肺炎（これ自体が難病です）
その他、多種多様な内臓障害

などがあります。

がんとの闘いは患者さんの体力、免疫力をすべて動員する総力戦なのですが、抗がん剤自体が副作用によって患者さんの体力を下げ、がんに対する抵抗力をうばってしまう場合がとても多いのです。

結果として、抗がん剤の治療は副作用に対する適切な対処が無ければ1クール、対処があっても2クールを過ぎるころには患者さんの身体に限界が来てしまいます。そこを通過できる患者さんは全体の中で1割か2割。これが一般的な抗がん剤の限界です。

抗がん剤の有効範囲

もう1つ、抗がん剤の〝不都合な真実〟つまり公開情報であって専門家はとっくに知っているが、一般にはあえて周知されない事実を指摘します。

それは、

抗がん剤が有効ながんの種類は限られている。

ということです。

国立がん研究センターのウェブサイト〝がん情報サービス〟では、抗がん剤で治療可能、つまり完治が期待できるとされているがんは、次の7つのみです。

小児の急性リンパ球白血病
成人の急性骨髄性白血病と急性リンパ性白血病
悪性リンパ腫
精巣（睾丸）腫瘍
卵巣がん
絨毛《じゅうもう》性疾患（胎盤の外側の絨毛のがん）
小細胞肺がん（ただし再発の可能性がある）

つまり、この7種類を除けば、がんは抗がん剤では治療できないのです。それでは、その他のがんに対する効果はというと、同じく〝がん情報サービス〟によれば、

・進行を遅らせる
乳がん、卵巣がん、骨髄腫、小細胞肺がん、慢性骨髄性白血病、低悪性度リンパ腫

等

・一部の患者さんで症状がやわらぐ

前立腺がん、甲状腺がん、骨肉腫、頭頸部がん、子宮がん、肺がん、大腸がん、胃がん、胆道がん　等

・効果がない

脳腫瘍、黒色腫、腎がん、膵がん、肝がん　等

とあります。つまり抗がん剤は死に至るまでの時間稼ぎ、それに苦痛といった不具合の緩和にしか効果がないと、日本の公的機関がはっきりと表明しているのです。

リンパ管への浸潤の問題

早期がんでは有効な抗がん剤が、進行がん、末期がんではなぜ効果を発揮しないのか？

私の考えるもっとも可能性の高い仮説は、

進行がんが主としてリンパ管を通じて転移していくから

というものです。一般に抗がん剤は点滴または注射で血液中に投入されて全身に回っていきます。血液は水溶性（水に溶ける性質）ですから、抗がん剤も血液に乗せるために水溶性の液体として作られます。いっぽうのリンパ液は脂溶性、つまり油性ですから、まさに水と油として反発しあい、抗がん剤はリンパ管の中に入っていかないのです。

リンパ管はきわめて微細でもろい組織ですから、注射針をさして直接的に油性の薬剤を注入するわけにはいきません。こうして内科的アプローチの届かない場所で、がん細胞は全身に広がっていくのです。

薬剤耐性獲得の問題

がん細胞の特徴の1つは不死性です。どれだけ異様に変化しても内部の自滅装置がきかない状態ですから、あらゆる種類の変化、がん細胞から見れば〝生き延びるための進化〟を試す余裕があります。このがん細胞が抗がん剤という悪条件にさらされ続けたら、どうなるでしょう？　抗がん剤に耐えられるように〝進化〟するのです。これが薬剤耐性の獲得です。これによって当初は有効であった抗がん剤も1クール、2クールと治療を続けるうちに効果がなくなってきます。
もちろん医療サイドもそれを分かっていますから、
・危険性ぎりぎりの投薬で一気にがんをたたく
・たびたび薬剤を切り替えて耐性を獲得させない
といったアプローチをとるのですが、これにもいずれ限界がやってきます。

がん幹細胞の存在

がん化した組織の中心部には〝がん幹細胞〟というがんを産み出し続ける女王バチのような細胞があることはご説明しました。患者さんに投与された抗がん剤は血流にのってがん組織の外側からがんの破壊を始めますが、この作用は中心部にあるがん幹細胞にまで届くことが難しいのです。

投薬によって病変部の見かけのサイズが小さくなっても、中心部のがん幹細胞が生き残っていれば、がんはまた復活します。そのうちにがんが薬剤耐性を獲得して抗がん剤は効果がなくなってしまいます。

分子標的薬の欠点

新世代の抗がん剤として期待を集めているのが分子標的薬です。

先に説明した通り、従来の殺細胞性抗がん剤と異なり、がん細胞が成長して生きていくための分子のやり取りを主なターゲットにして、がんの活動を阻害する薬剤です。

この分子標的薬ですが、開発当初は効果が大きく副作用が少ない〝夢の薬〟ともてはやされました。たとえば慢性骨髄性白血病（ＣＭＬ）は私が医師になった時は患者さんの100パーセントが死に至る不治の病でしたが、分子標的薬イマニチブの登場により、現在ではこの病気で死亡する患者さんはほぼいなくなりました。

こうした実例を考えれば、たしかに夢の新薬と呼びたくなる気持ちもわかります。ですが、使用例の増加とともに、いくつかの欠点も浮かび上がってきました。

まず分子標的薬には〝治癒〟というゴールがありません。というのも、投薬中は確かにがんの増殖は止まるのですが、投薬を止めてしまうとすぐに悪化が再開するのです。これは治癒ではなく寛解《かんかい》、つまり症状がとりあえず治まっただけであって、つねに再発の可能性が残った状態になるだけなのです。

また分子標的薬には殺細胞性抗がん剤のような直接的な細胞毒性はないのですが、間質性肺障害や腎機能障害など、無視できない副作用があることもわかってきました。

右の2つを合わせると、分子標的薬はたしかにがんの進行を食い止めますが、いいかえれば、食い止めるだけなのです。治癒にまでは至らず投薬を続けるうちに、やがては隠れていた副作用が患者さんの体を攻撃し始めます。

こうした患者さんひとりひとりの問題のほかに、製薬コストという社会的な問題も存在します。分子標的薬は、簡単に言ってしまえばバイオテクノロジーによって生きた細胞を加工した製造工場によって作られます。このため薬価（薬の値段）が非常に高く、たとえばニボルマブは開発当初は成人が1年間使用するだけで約3500万円もの費用がかかりました（厚労省の素早い改定により現在では半額以下に引き下げられています）。今後、同種の〝夢の新薬〟が登場するたびに数千万のコストを国民健康保険制度が負担することになれば、財政の破綻はすぐそこです。患者さんが元気になっても日本全体が沈没してしまっては元も子もありません。

国家レベルの話だけではありません。たとえば先ほどの慢性骨髄性白血病のおもな発病者は高齢のかた、つまり年金世代が多いのですが、投薬をやめたら確実に再発するのですから、一生投薬を受け続けなければなりません。現在では保険適用となったイマニチブですが、開発当初は自己負担が月に何十万とかかりました。命を人質に取られて、一生貧困に苦しみながら投薬を受けるのと、不治の病として亡くなるのでは、どちらが不幸といえるか、簡単には申し上げられません。

こうした効果の限界や投薬のコストまで含め、分子標的薬の開発はまだ研究・発展中の分野ですから、言い切ってしまうことはできませんが、こうしたもろもろの状況を考えれば、あまり過分な期待はしない方がよさそうです。

抗がん剤の功罪

こうした各種の問題を抱えたがんの化学治療ですが、それでも私は抗がん剤による治療を完全に否定はしません。なぜなら、全国の内科医から抗がん剤を取り上げてしまったら、ほかに手段のない多くの内科部門では打つ手がなくなってしまい、がんの治療がストップしてしまうからです。

全身に転移したがんを手術で取り除くことはできません。ましてや放射線を全身に照射すれば、それだけで患者さんは亡くなってしまいます。ですから、Ⅲ期からⅣ期の進行がん、末期がんの治療において司令塔になれるのは、現在の医療界では腫瘍内科医しか存在しないのです。

また、白血病を中心として先に挙げた７種類のがんについては、抗がん剤は大きな効果を発揮し、治癒までこぎつけることも不可能ではありません。それにもかかわらず「抗がん剤はすべて効果なし」と思い込んで、実際には効果のある抗がん剤まで使用を拒否してしまう患者さんが時折おられます。みすみす助かるチャンスを逃しているわけですから、これはとても嘆かわしいことです。

ですから、書籍や雑誌などでセンセーショナルに取り上げられる「抗がん剤は不要」あるいは「抗がん剤は害悪」といった主張は、医療の現場に実際に立って考えた現実的な主張ではない、というのが私の立場です。

必要なことは、これまでの化学治療に代わる治療法を模索しつつ、少しずつ抗がん剤の治療を減らしていくこと。それでなければ、現在の医療界に受け入れてもらうことはとても不可能でしょう。

がんの化学療法を受ける患者さんたちへ

こうした状況を踏まえて、これから化学療法を受けるがん患者さんたちに申し上げたいことがあります。それは、

これから自身が受ける治療について、知識を深めてください。

たしかに抗がん剤は有毒です。有毒ですが有効な側面もあるのです。効果と毒性の危ういバランスの上に、抗がん剤治療は成り立っています。それを認識したうえで、抗がん剤を無自覚に頼ることなく、かといって理屈抜きに危険視することもなく、これからの治療を受けてください。

ということです。私は、自身の探求した抗がん剤にたよらない末期がんの治療法に少なからず自信を持っています。ですから、年間何百万人ものがん患者さんが抗がん剤治療を選択することによって無駄に寿命を縮めていることに深く心を痛めています。

ですが、この状況を変えるためには、まずは一人一人の患者さんが勉強することで抗がん剤に対する知識を深めて、考え方を変えていただかないことには何も始まりません。

コラム――インフォームドコンセントと医師の責任

病気の治療にあたって患者さんの同意と理解を得る、いわゆる〝インフォームドコンセント〟はもちろん重要です。しかし、それが医師と医療関係者の責任逃れの材料になるのは断じてあってはならないというのが私の考えです。

私が駆け出しの医者だったころは、がんの告知をしないことが普通に行われていました。告知をしていない患者さんに「抗がん剤を投薬します」とは言えないですから、「カビを殺す抗生剤を投与します」といって同意を取ったりしていました。

そうした患者さんがＴＶの健康番組を見て「この色の点滴は抗がん剤です」と知ると、とたんに関係がマズくなります。「オレは肺がんなのか？　これは抗がん剤なのか？　言ってくれ！」とせまられますので、答えざるをえない。そうなると患者さんたちも情報を集めだす。ましてや当時はまだ大部屋が多かったですから、誰かが抗がん剤治療を受けると、後から治療を受ける人も自分の未来と運命が分かってしまいます。先行している患者さんが〝もう未来はない〟ということを身をもって教えてしまうのです。これが臨床にたずさわる医師としては非常につらい。当時の医療技術では肺がんを治療どころか寛解させるアテもありませんから、「治療がつらいから中断してほしい」と言われれば「どうぞ」としか言いようがありません。

発症の初期は患者さんが外来で来院して、診療が終わればパチンコ、キャバレーにくり出していくいっぽうで、かたや抗がん剤が4クール目になるころには副作用で全身がボロボロになってバタバタと亡くなっていく患者さんがいる。呼吸器内科の臨床医は、この光景を必ず見るのです。私はそれに耐えられず高槻赤十字病院を辞めて大阪大学に籍をうつし、臨床から研究に分野を変えました。

患者さんを絶望から救いたい。

私の気持ちは今も昔も変わりありません。そのためには大事なことが2つあります。

1つは、医師が患者さんと真剣に向き合うこと。

1つは、患者さんが医師に命を預けてくださること。

たとえ結果がどうあれ、がんの治療というのは、医師と患者が真剣に向き合うことから始まると、私は考えています。

現在の臨床医療の現場では、インフォームドコンセントを中心に表面的には患者さん中心の医療が推進されていますが、その反面、医療機関が責任を負わないためのテクニックも整備が進んでいるように感じます。その根底にあるのは、

①医師は患者を〝無知〟扱いし、訴訟リスクだけを恐れて丸め込むことだけに専念し

②患者は医師の不誠実な態度を見て取って信用せず、かといって自身の病気を自分で治す意識を持たず、理解を深めようとはしない。

という相互不信の悪循環です。この連鎖を断ち切るには、患者さんは病気を自分の問題として勉強し、医師は患者さんが納得のいくまで治療に伴走する覚悟を決める、それしかないと私は考えています。

第3章

末期がん統合医療の世界

——私自身のこれまでの試み

本書の第1章では、〝がん〟という病気の特殊性を、そして第2章では現在の大多数の医療機関が採用している標準的な治療方法とその限界をご説明してきました。

ここから先は筆者である私、白川太郎が医学者として、そして臨床医として末期がんの治療について探求してきた手法について解説していきますが、その前に基本的な考え方である〝統合医療〟というものについて、少しご説明させてください。

統合医療とは何か

私と、そして私と同じような考え方をする一群の医療従事者たちは、自分たちの末期がんに対するアプローチを〝統合医療〟と呼んでいます。この〝統合〟とは、

西洋医学と東洋医学の統合
古典的な経験に基づく医療と最新の科学的な医療の統合

を意味します。

簡単に申し上げてしまえば、あらゆる時代を問わず、あらゆる地域を問わず、「これは有効である」とされてきた手法をすべて平等に検討し、効果があると分かれば積極的に採

用する開かれたアプローチ、そして前例や常識、権威などにとらわれない先進的なアプローチのことです。

この統合医療の特徴、特に筆者の採用している考え方について、ご説明していきます。

普遍的なアプローチ

がんになった患者さんが集める情報の中に、おそらくこんな発言があります。

「がんのインチキ療法を見分ける方法の１つ、それは『１つの薬・治療法ですべてのがんを撲滅』という宣伝をしていることだ。

がんは種別によって治療法が違うので、こうした宣伝に耳を貸してはいけない」

本当にそうでしょうか？　標準医療の世界が細分化された治療法を採用しているだけではないでしょうか？

たしかに、がんには原発部位などで１００種類上の分類があります。今後の遺伝子（ゲノム）医療の進歩により、さらに細分化されていくかもしれません。

しかし、ここまでご説明してきた通り、がんとは細胞の異常増殖と転移であることは共通していて、原因こそ複合していますが、直接のきっかけは遺伝子の複製エラーであることも共通しています。

また、がんに人体が抵抗する手段、つまり遺伝子修復や免疫系による排除、これもすべてのがんに共通しています。

であれば、普遍的な、つまりすべてのがんに共通する治療法を探ることは意味があるはずです。

つまりそこには、

・効果のない誇大広告としての万能治療法
・がんの根源に着目した、意味のある普遍的な治療法

の2種類があるだけです。

といいながらも、実のところ私が推進している治療法においても患者さんそれぞれの特徴や緊急性によって治療法に違いは当然ありますし、たとえば肺がんの患者さんには温熱療法が適さないように、がんの種別によってアプローチが変わってくることは当然ありま

す。

がんの根源に着目し、できるだけ普遍的な方法を数多くそろえ、実際の臨床の場では臨機応変に患者さんの状況に応じて採用する方法を変える、というのが現実的に妥当なところでしょう。

しかしながら、統合医療では、がんの種別によらない、すべてのがんに効果を発揮する普遍的なアプローチを常に探求していますし、それで現に実績を上げていることをご理解ください。

私の〝がん難治性のリンパ仮説〟

がんの標準医療に、なぜ限界があるのか。

がんのⅠ期とⅣ期で大きく治癒率が違うことを思い出してください。同じがんなのになぜステージによって治療の効果が違うのか。これについて私は〝進行したがんはリンパ系を経由して転移していく〟という点に注目しました。

全身に転移したがんにたいして、現在の標準治療は抗がん剤のほかに対抗手段を持っていません。この抗がん剤がリンパ系に潜伏したがんに対する打撃になっていないのではないか？

これが私の〝がん難治性のリンパ仮説〟です。

リンパ液、リンパ管、あるいはその中継基地であるリンパ節を含めた〝リンパ系〟という組織については、何度か本書で取り上げましたが、読者の方にはなじみがない存在かもしれません。リンパ系は人体の中でも血管と双璧をなす体液の輸送ネットワークです。心臓のように巨大なポンプを持たず、筋肉の収縮の力を借りてゆっくりと体内を循環しています。血液がもっぱら酸素や二酸化炭素といった気体や電解質のように水溶性の物質を運搬するのに対して、リンパ系は脂質（つまり油性）の液体に乗せて、分子量の大きい、つまりツブの大きな物質を運搬していきます。それはたとえば、リンパ球、タンパク質、そしてがん細胞などです。

特定の臓器で発生したがん細胞がリンパ系の中に潜り込んで転移していくのが進行がん、末期がんのスタートです。やがて全身に転移したがんをたたくために抗がん剤が投入されますが、抗がん剤は血液中に投与するために水溶性の薬剤として作られています。ですから、人体のもう1つのネットワーク、リンパ系には届かないのです。よしんば多大な副作用を乗り越えてすべての臓器に転移したがんを抗がん剤で取り除いたとしても、リンパ系の中にがん幹細胞が1つでも残っていれば、そこからまたがんは再発します。

この仮説にもとづいて、私は（患者さんの生命を害さない範囲で）さまざまな試行錯誤を行い、各種の治療法を試して、そして実際に治療の成果という形で効果が上がってきたのです。

現在のところ、リンパ系に潜り込んだがんに対抗する武器として即効性と効果の両面から採用しているのが、遺伝子治療、免疫療法、温熱療法、そして全身状態を改善して治療をバックアップする栄養療法の４つ、そして今後に期待を寄せるのが次の章でご紹介する安定ヨウ素水と複合ハーブの２つです。

まずは、現在の私が主な武器として採用している４つをご紹介します。

４つの統合療法

現在の私が採用している末期がんの治療法は次の４つです。

・栄養療法
・温熱療法
・免疫療法
・遺伝子療法

カテゴリーで言えば、最初の2つが代替療法、次の2つが最先端医療になりますが、前者は直接がんを取り除くだけでなく、患者さんの身体の活力を上げ、がん治療全体を有利にするという意味でとても大切な意味を持ってきます。

その意味では、これらの療法は相互に関連しあい、全体として患者さんの生命を助け出すための重要なグループをなしているのです。

順番にご説明します。

栄養療法

栄養療法には2つの意味があります。

1つは、患者さんの体力を底上げして、その他のあらゆる療法が効果的にはたらく環境を作り、他の療法が効果を発揮するまでのあいだに患者さんの生命が尽きてしまわないように時間をかせぐことです。

もう1つは、がん細胞が苦手とする、つまりがんの排除に役立つ栄養素を積極的に摂取することで、がんの生存に不利な状況を作り出すことです。

末期がん患者さんの身体状況

末期がん治療の両輪は

・有効な治療法の選択

・治療が効果を発揮するまで耐える体力・体調

の2つです。どちらが欠けても治療はうまくいきません。

ところが一般の病院で標準治療を受けて、結果として末期がん状態となって私たちのところにくる患者さんたちは、その大部分が全身衰弱によってボロボロの状態になってやってきます。これでは治療どころの状態ではありません。最適な治療を選択しても、効果を発揮する前に患者さんの生命が尽きてしまいます。

理由は

・抗がん剤の副作用

・肥大化したがんによる栄養の横取り

・間違った栄養の過剰摂取による栄養失調

などですが、まずはこの患者さんの状態を何とかしないといけません。体は骨のようにやせ細り、肌は氷のように冷たく、食事ものどを通らない。こんな状態で免疫療法や遺伝子療法を試すのは、まさに患者さんを殺しているようなものです。世間一般で言われる「免疫療法その他の自由診療を試したが効かなかった。これはインチキだ！」という声も、その意味では間違っていません。まずはご自慢の治療法を試すより、患者さんの体調を取り戻すのが先です。

それではどうするか。まずは栄養と（可能であれば）食事指導による全身状況の改善、そして温熱による全身の代謝（生命活動）の底上げです。

ここで誤解されがちなのですが、一般の医療機関で「栄養が足りない」といって処置される輸液（点滴による栄養補給）についてです。一般的な輸液は手術した患者さんを早く退院させるために設計されていているため、非常に栄養がかたよっていて、大量のブドウ糖（糖質）が含まれています。

糖質という言葉を聞いたことがあるかと思います。食事で言えば白いパンや白米、栄養素で言えばブドウ糖などが相当します。これががん細胞の大好物なのです。というより、がん細胞は糖質だけをエネルギー源にしています。

一般的な輸液は「衰弱にはカロリー」という短絡的な考え方で糖質を中心に脂質、タンパク質という3大栄養素を中心とした組成になっています。輸液を受けるような患者さんは寝たきりですから、１日のエネルギー消費量で言えば１３００キロカロリーがいいところ。そこにブドウ糖だけで1回１０００キロカロリーにも達する輸液は明らかに過剰で、がんを応援しているようなものです。

実際に輸液を受けた患者さんはいっときエネルギッシュになって自力を歩けるようになったりしますが、すぐにがんの悪化や再発が手に負えなくなってしまいます。

私たちのアプローチ

それでは私たちのクリニックはどうかというと、最初の段階はマルチビタミンとミネラルです。これを毎日摂取してもらいます。食事が喉のどを通らない患者さんには点滴を行いますが、このときは糖質をキシリトールで代替するなど、がんへ対抗するための組成をしっかりと考えます。この時に、胸の脇に〝ＣＶポート〟という１００円硬貨くらいの医療機器を手術で埋め込んでもらうことがあります。これは体内の太い静脈に直結したパイプ（カテーテル）の入り口で、ここに薬剤を注入することで毎回の注射や点滴による苦痛と手間を減らすことができます。また薬剤の投与を精密にコントロールできる利点や、たび重なる注射で血管自体を痛めてしまわないという意味でも有効な処置です。

食事がとれる患者さんの場合はどうするか。これは世間によくある「がんを食事で治す！」といった本で主張されている内容と似ていますが、あらためて書いておくと、

・玄米、麦飯、十六穀米、黒パンなど、白く精製されていない主食
・添加物の少なく、ビタミンとミネラルの豊富な食材
・肉、魚といった豊富なたんぱく質

といったあたりになります。

特にたんぱく質は重要です。玄米食を中心とした厳しい食事制限をすると、がん細胞が飢餓状態におちいり、1年から2年のあいだ病状の進行は止まることがあるのですが、あとから逆に状態が悪化するケースが多いのです。これはたんぱく質の不足によって、がんだけではなく患者さん本人も衰弱してしまうのが理由と考えています。

がんの食事療法の基本は、「がん細胞を飢えさせ、患者さんは生き延びる」というものです。これには、専門家の指導による長期戦の覚悟が必要です。

また、短期間の断食ががんの抑制と再発防止に有効だという研究も各所で発表されています。

このように、がんに対抗する手段として、体に入る栄養を見直すということはたしかに有効ですが、現在の私はあまり厳しい食事制限や糖質制限は行っていません。患者さん本人とご家族の負担とストレスになって、結局のところは長続きしないからです。

以前の私は栄養学の知識に欠けていて、患者さんが「こういう食事制限を試したい」といえば、好きにしてもらっていました。実際に、当時の私は食事の内容と病状の変化に関係を感じなかったのです。その後、統合医療の専門家たちと交流を深めるにつれて知識が増え、厳密な内容制限による食事療法を採用していた時期もあります。現在は先に書いた通り、患者さんのストレスにならない程度の軽いアドバイスにとどめているのですが、ただしビタミンとミネラルはしっかりと摂ってもらうことに変わりはありません。

結局のところ、人体の組織の複雑な働きは各種の酵素の働きです。酵素の働きをアップさせるのは補酵素であるビタミン・ミネラルと体内温度であることは言うまでもありません。

サプリメントの選択

先に書いた通り、栄養療法には体力の底上げと積極的な治療の2つの側面があります。がんに積極的な効果をもたらすサプリメントを求める研究を長年続けているのですが、どれだけ情報を探して実際に試しても、残念ながら「これががんに有効だ！」というサプリメント・補助食品には出会っていません。

そんななかで自分が効果を確信して使用しているのは、

・マルチビタミン・ミネラルのサプリメントとしてのG&CV
・抗がん効果を狙ったフコイダン入り水素水

の2つだけです。

G&CVというのは、（章が前後してしまいますが）この後でご紹介する複合ハーブの商標名です。このG&CVにはサブセット（いっしょに服用してもらいたい成分）としてビタミン・ミネラルの複合サプリメントが付属していて、成分といい分量といい、これで十分用が足りているのです。

もう1つのフコイダン入り水素水ですが、水素水についてもフコイダンについても世間ではあらゆる議論と意見が出ていますので、ここで私の考えを整理しておきましょう。

フコイダン入り水素水

「もっとも軽くて小さい元素である水素は簡単に容器から抜けてしまい、市販の水素水のほとんどは〝ただの水〟に過ぎない」というのは事実です。実際に私も簡便な水素水の発生器を試してみましたが、水中の水素の持続時間はほんの数分で、あとはただの水です。何の効果もありません。

しかしながら、各種の論文に示されている、水素が悪性の活性酸素ヒドラキシラジカルを選択的に取り除いてくれる効果は本物です。水素ガスと水素水がアトピー性皮膚炎や糖尿病の治療に使われて効果を上げているのも事実です。

これをがんの治療に応用できないかと模索を続けていた私が出会ったのは、〝ナノバブル水素水〟という直径80ナノメートル（１００万分の８メートル）の極限に微細な気泡で水素ガスを水中に長時間封じ込める特許を持っている会社の水素水発生器でした。

この水素水ですが、すい臓がんという、特に発見が難しく生存率が低いがんに非常に高い効果を発揮します。実際に私の患者さんで、高額な治療を避けるために水素水のみの治療に切り替えて、何年もすい臓がんと共存しながら快調な生活を続けている患者さんがいらっしゃいます。

しかしながら、水素水はがんの進行を食い止めることはできても、縮小までこぎつけることはできません。活性酸素を抑制はできても、がん自体を殺す効果はないのです。私自身が末期がんの患者さんに対して水素水を投与しても効果が出ないことについて長い間悩みました。

これを解決したのがビタミンCの大量投与とフコイダンでした。フコイダンとは、いってみれば海藻のヌルヌルした成分を抽出したもので、その具体的な効果はまだわかっていません。しかし、私が採用しているフコイダンの化学式は $C_6H_{12}O_6$ というブドウ糖の組成とまったく同じもので、構造も6番めの炭素の位置が違うこと以外はブドウ糖と同じ。これをがん細胞が間違って吸収してしまい、自壊してしまうのではないか、と考えています。フコイダンの投与方法と成分についても議論が活発なのですが、私のクリニックでは高分子型と低分子型のミックスを使うことで、よしんばどちらが効くのだとしても一定の効果が上がるようにしています。

もう1つの薬効成分であるビタミンCですが、その効果が明らかであるにもかかわらず〝疑似医療〟のレッテルを張られてしまった経緯について、私の過去の著作『末期がん、最後まであきらめないで！』に詳しく記述してありますので、興味のある方はそちらをご覧になってください。

温熱療法

体を温めることで、がんは消えるか、すくなくとも弱体化します。

「そんなバカな」と思われるかもしれませんが、根拠と実績を持って、私はこの治療を推進しています。

根拠は2つ。

・がん細胞が体温の上昇に弱いこと
・がんに抵抗する人体の仕組みが高温で活発化すること

ただし、がん患者さんに漫然と暑い空間にいてもらうだけでは状態は改善しません。体への熱の入れ方にもテクニックがあります。

順番にご紹介していきましょう。

がんの耐熱性の低さ

人間の通常の細胞は、それぞれが固有の役目を持って活動しています。そして自分自身を維持するために栄養や酸素など各種の物質を出し入れして、そのメンテナンスにつとめています。固有の役割と自分自身の維持、こうした健康な通常の細胞の活動に対して、がん細胞は持っているポテンシャルの大部分を無限に増殖することに使っています。つまり使っているエネルギーの配分が違うのです。ですから、おろそかになっているところに、ほかの正常細胞も含めて平等に負荷——たとえば熱——をかけると、自分自身の維持と修復ができずに滅亡していきます。これががんの温熱療法の本質です。

大まかに言えば、この説明で用は足りるのですが、これではただの印象論のように聞こえるかもしれません。

たとえば具体的に申し上げれば、新生血管の特徴があります。

がん細胞が急激に成長するため、ふくらんだ細胞の内部でつねに栄養欠乏状態になることはご説明しました。これを解決するため、がん細胞はメッセージ物質を放出して、自分のところまで血管を作らせます。これが血管新生です。これによって作られた新生血管は急いで作られたため、血液に熱を移して外部に逃がす能力にとぼしいのです。結果として、がん細胞は40度から42度の体温で活動ができなくなってしまいます。この温度は正常な人体の組織ならなんとか耐えることができます。この差を利用してがんを弱体化に追い込むのが、がん温熱療法の１つの側面です。

がんは低酸素、低体温を好む

人体の細胞が活動するためのエネルギーを得る方法は大きく分けて２つあります。

・酸素を使う好気性の代謝
細胞内のミトコンドリアがエネルギーを作る好気性の活動。電子伝達系

・酸素を使わない嫌気性の代謝
糖を分解してエネルギーを作る嫌気性の活動。解糖系

正常な細胞は酸素と脂質を材料に旺盛なエネルギーを産み出します。

一方のがん細胞は内部のミトコンドリアが活動していないので、栄養がエネルギーを取り出すのに使えるプロセスは酸素を使わない〝解糖系〟だけです。

がん細胞がこうしたアプローチをとる原因ははっきりしていませんが、がん細胞が急激

に増殖して低酸素環境で活動するために、ある種の進化をとげた結果だという説がありま す。〝ワールブルグ効果〟というのですが、くわしくは後でご説明します。

ここで理解してほしいのが、がんとは一面、〝がん細胞と正常細胞の生存競争〟であるということです。正常細胞の元気をうばい、栄養を横取りするために、がん細胞はHIF-1（低酸素誘導因子 hypoxia-inducible factor-1）というたんぱく質を周囲にふりまき、正常細胞のミトコンドリアまで妨害するのです。

これによって正常細胞はおとろえ、エネルギーの産生は低下し、体温が下がることによって酵素の動きが不活発化し、人体の生命活動は、つまりは総くずれになります。いっぽうのがん細胞は低温でも活動に支障はないので、むしろ自身の増殖には有利になります。がん細胞はこうした仕組みにより健康細胞の活動を邪魔してまで、がん自身の栄養の取り分を増やそうとするのです。

これに対抗する単純かつ効果的な対策が体温のアップです。身体の代謝をつかさどる酵素は、体温が36度を過ぎたあたりから活動を始め、そのあとは1度上がるごとにパフォーマンスが倍になると言われています。

これによって患者さんの体力をアップし、がん細胞への抵抗力が高まり、あわせて免疫療法といった他の先進的な治療をうける準備ができます。

発汗によるデトックス効果

温熱療法のもう１つの効果が発汗によるデトックス（解毒）です。

これには体内に残留した有毒な抗がん剤の成分を体外に排出する効果があります。

読者の皆さんは「人体の汗を成分分析してみたが、ほとんど老廃物は含まれていなかった。だから発汗による人体の解毒作用はウソだ」という話題をお聞きになったことがあるでしょうか？　こうした研究は１つ勘違いをしています。

大事なのは体を冷やす〝水分の汗〟ではなく〝脂汗《あぶらあせ》〟なのです。

一般的なサウナや高い気温によって体表に出てくるのは、体温を冷却するための水の汗です。いっぽうの脂汗は、強い日光や遠赤外線にさらされるとジワリとしみだしてきます。人体の皮下にたまった抗がん剤はたんぱく質とくっついて高分子（ツブの大きな物質）となっていますから、脂汗として排出させなければなりません。

一度でも温熱療法を患者さんに受けてもらえば効果のほどは一目瞭然です。長いあいだ治療を受けたがん患者さんの大部分は皮下に沈着した抗がん剤のせいで手の甲がどす黒くなっているのですが、これが遠赤外線を浴びるとジワジワと黒い汗が出てきて、どんどん黒い色が抜けていくのです。

具体的な温熱療法

がんの温熱療法の有効性を理解していただけたら、次は具体的な温熱療法の手順ですが、そのまえに1つだけ重要な注意があります。それは、

絶対に体を部分的に温めてはいけない

ということです。

がんのやっかいな特徴として〝耐性の獲得〟があります。簡単に言うと、どんな効果的な治療であっても、がんは耐久性を持つように進化して、それまで以上に猛威をふるうのです。

これは温熱療法であっても例外ではありません。進行がんの細胞は全身に広がっていますから、患部だけをカイロなどで温めると最初は病巣が小さくなるかもしれませんが、やがて全身のがん細胞が熱への耐久性を獲得してさらに病状が進行します。

それならば温泉やサウナならばいいのか。これが難しいのです。湯治という言葉がある通り、温泉やサウナで体温を上げることが健康に良いことは間違いありません。ですが今回のターゲットはがん細胞です。また治療を受けるのは衰弱したがん患者さんであることも考慮しないといけません。一般の高温設備は体表から温度を温めていきますが、この熱が浸透して体内の中心部が40度以上に達するのは、どう早くても30分から1時間以上かかります。これだけの高温に耐えられる末期がんの患者さんはいません。となると、遠赤外線などを利用して、患者さんの身体の内深部にいち早く熱をとどける工夫が必要になります。

麦飯石《ばくはんせき》ドームサウナ

以前に私が長崎のクリニックで勤務していた時には、近所に麦飯石という薬石をドーム状に積み上げて作ったサウナがありましたので、これを利用していました。

麦飯石には加熱すると大量の遠赤外線を放射して周囲を温める効果があります。この麦飯石を隙間なく積み上げたドームの中央で薪を燃やして室温を上げておき、そこに患者さんに入っていただくと、遠赤外線を全身に浴びることになります。遠赤外線は体を貫通しますので、肝臓や腎臓など体の奥にあって、しかも血管が集中している臓器まで熱が届きます。さらに血管、リンパ管を含めた全身の温度が急上昇して、表面部が約45度、内心部で42度まで一気に体温を上げることができます。所要時間はおよそ10分です。

この療法の欠点は設備が大掛かりになることで、当時の私は温熱療法の施術のために、わざわざ患者さんに長崎まで来ていただく必要がありました。これでは遠方の患者さんや移動に耐えられない衰弱した患者さんは治療ができません。

自宅でできる温熱療法のためのアイテム

長崎を離れた私は、自宅で温熱療法を受ける方法がないか探して、2つのアイテムを見つけました。

1つは設備型の温熱浴装置です。広さは4人掛けのテーブルくらいで、下側には麦飯石が敷き詰めてあり、その上に横になります。上にはカマボコ型のドームがあって、炭素シートが貼ってあるので遠赤外線を反射して上面から照射してくれます。麦飯石をふんだんに使ってあるので、とても効果があるのですが、自宅に置くには場所を取ってしまうこともネックです。また石板の上に寝ることになるので、骨転移のある人には痛くて使えないケースがあります。

もう1つは毛布型で、毛布の繊維の中に遠赤外線を発生する各種の石材が埋め込んであり、電源を入れると石が加熱されて遠赤外線を出す仕組みになっています。これを普通の布団の上からかぶせて使うのですが、24時間利用が可能で、温度も電気的にコントロールできるという手軽さもあって患者さんたちに人気です。

全国の陶板浴施設

こうした家庭用の設備や機器は確かに効果的なのですが、ドーム型設備が30万円ほど、毛布型が30万円から１００万円ほどするために、両方とも導入にはそれなりの費用が掛かります。こうした機器の導入にハードルが高い患者さんにお勧めしているのが、全国の陶板浴の施設です。陶板浴は岩石浴に似ていますが、岩石ではなく加熱した陶器の板の上に寝て遠赤外線を浴びることになります。全国に設備は広がっていて、費用は1回千円から数千円程度。近くにこうした施設があるならば、設備を自宅に導入するよりは陶板浴の設備を利用することを検討した方が良いでしょう。

保健医療の温熱療法

温熱治療は自由診療の独立系クリニックの専売特許というわけではなく、１９９７年より保険適用となり、標準療法の一部をなすものとして普及が始まっています。

一般に〝電磁波温熱療法〟または〝ハイパーサーミア〟と呼ばれ、マイクロ波またはラジオ波という電波を用いて、電子レンジと同じ原理を使って体内を加熱していきます。2019年現在の費用は1回あたり深部加温では9万円、浅部加温では6万円（複数回の照射を受けても一連の治療であれば1回と数えます）、ここに保険診療の自己負担率をかけた金額が実際の出費となります。

問題はこの保険適用の温熱療法が全身加熱ではなく、患部のみの集中的な加熱であることで、その意味では進行がん、末期がんの治療としては疑問符がつきます。あくまでも患部が集中している早期がんの治療補助の一環であると考えるべきでしょう。

温熱治療の限界

こうして効果の高さを実感している温熱療法ですが、残念ながら効果の期待できない、または運用が難しいケースもあります。

1つは、肺がんの治療です。肺とは言ってみれば空気のかたまりですから、周囲の空気が高温の場合、ほかの臓器が1度ずつジリジリと温度が上昇していくのに対して、肺の中は一気に42度を突破して、健康な組織までダメージを受けてしまう温度に達してしまう可能性があります。ですから肺がんの治療に温熱療法を受けてもらうときには、いつも患者さんに「10分ではなくて、5分ずつ2回入るようにしてください」とアドバイスをしています。

もう1つは、患者さんの体力とのかねあいの問題です。短時間とはいえ、体温の上昇は体力を消耗します。末期がんで衰弱した患者さんへの温熱療法は特に慎重になる必要があります。

免疫療法

こうして進んだ治療が受けられる素地が整えば、次は先進医療の出番です。まずは免疫療法からご紹介していきましょう。

免疫療法の原理

人体の細胞においては常に失敗作である異形成が発生し、それを免疫系が消し去っています。この免疫系が消去しきれない重度の異形成が発生して、免疫が押し負けて増殖を許してしまうのが、がんであることは、ここまでの章でご説明しました。

それならば、免疫系を強化してやれば体内に増殖したがんを掃除してくれるのではないか。それも、身体から取り出した免疫細胞を培養（人工的にふやすこと）して、ふたたび患者さんの人体に戻せばいいのではないか。これが〝がんの免疫療法〟の基本的な考え方です。

免疫療法には副作用がない

免疫療法の最大の長所は、なんといっても副作用がないことです。

患者さん本人の免疫細胞を培養して数を増やしてから体内に戻す療法ですから、人体にとっての異物を体内に入れる過程がありません。単に人体の自然な抗がん作用をパワーアップするだけです。

もちろん厳密に申し上げれば副作用の可能性はゼロではありませんが、それでも旧世代の抗がん剤のように最初から毒性があることが分かっている化学療法とは格段の違いがあります。

こうした原理から免疫療法はがんの3大治療（手術、抗がん剤、放射線）に次ぐ第4のがん治療法として注目を浴びてきました。

新世代の抗がん剤である分子標的薬、なかでもノーベル賞獲得で話題になったニボルマブなど花形といってもいい高分子・抗体型の薬品の大部分は「人体の本来持っている免疫系を有効化する、邪魔をとりのぞく」という発想で開発されていますが、免疫療法は「免疫系をつかさどる細胞を体外で増やして大増援する」という発想が根本にあります。これだけとってもいかに有望な治療法であるかが分かるというものです。

となると残る問題は「本当に効くのか」という１点に絞られるのですが、実をいうと、ここが一筋縄《ひとすじなわ》ではいかないのです。

免疫細胞の種類

がんを人体の免疫系が退治するプロセスをおさらいしておきましょう。

・ＮＫ細胞が異形細胞を破壊

↓

・樹状細胞ががん細胞の特徴（変異抗原）を把握してＴ細胞に伝達

（ここまでは、細菌・ウィルスの感染症と同じです）

↓

・Ｔ細胞が活性化。体内で巡回を開始

↓

・抗原を目印にT細胞ががん細胞と結合

↓

・T細胞がアポトーシス誘因分子を注入し、がん細胞は自死（アポトーシス）を強制される。

免疫〝系〟というだけあって、複数の細胞がバトンリレーのように関与してがんをふせいでいることがわかります。となると、問題はどの細胞を選んで培養するかです。

自然免疫と獲得免疫

人体の免疫系が決まった種類の病原菌や異物にしか準備をしていないとしたら、新しいタイプの病原菌や病変の襲来にはお手上げです。ですから免疫系には、

・最初から持っている、異物を無差別に排除する〝自然免疫〟

・後から人体に入ってきた異物を学習して排除する〝獲得免疫〟

の2種類が用意されています。

異物は何でも食べる白血球（厳密には好中球やマクロファージ）、異形細胞を判定する数十の判断基準を最初から備えていて、自動的かつ強力に排除するＮＫ細胞（ナチュラルキラー細胞、つまり〝生まれついての殺し屋〟です）などが自然免疫です。

一方のＴ細胞や樹状細胞は侵入してきた異物に応じて柔軟にターゲットを変えられる獲得免疫を構成しています。

さてどの細胞を培養して戻すか。この着目する細胞によって免疫療法は３つの世代に分かれます。

第1世代——T細胞

Ｔ細胞は免疫の最終防衛ラインです。選択したターゲットの細胞を強力に排除します。当初の開発者たちは、このＴ細胞をがん患者から採取し、増やしたうえで人体に戻しました。

ところがこのＴ細胞が思ったほどの効果をあげません。理由は簡単で、病院で発見されるほど成長して進化したがんは、Ｔ細胞の攻撃の基準をすり抜ける手段をとっくに獲得しているのです。Ｔ細胞は攻撃性が高いだけに、安全性の観点からターゲットの基準も厳格です。「うたがわしいものは攻撃しない」という性格を逆用されて、がん細胞の「私は健康細胞です」という偽装に簡単に引っかかります。

第2世代——NK細胞

ＮＫ細胞に偽装はききません。Ｔ細胞のように樹状細胞から情報をもらってターゲットの特徴を覚えているのではなく、あらかじめ備わっている自己判断基準で攻撃対象を決めますので、異常なふるまいをする細胞は自動的に排除されます。

このように期待のもてるＮＫ細胞なのですが、大きな弱点があります。それは体内の数が少なく、培養も難しいことです。当初、ＮＫ細胞による免疫療法を試験的に行った時の印象は、「確かに効果はあるが、培養の難しさを考えると効率が悪い」というものでした。なにしろ免疫系細胞の中でＮＫ細胞は全体の10パーセント程度しかないのです。人体の免疫系の本流は樹状細胞からＴ細胞への連携です。自己判断で動く免疫細胞はそれほど必要とされていないということでしょう。ＮＫ細胞だけを取り出すのにも多額の費用が掛かり、増やすのにもまた費用がかかり……と壁は高かったのです。

その後、東北大学が開発したＮＫ細胞専用の培養液を採用することで、従来の10パーセントから40パーセントまでＮＫ細胞を増やした免疫細胞を従来のＴ細胞にかえて投入してみたところ、効果は絶大でした。

こうして効果を実感した第2世代の免疫療法ですが、時代の注目はすでに第3世代の〝樹状細胞〟にうつっていました。

第3世代――樹状細胞

樹状細胞は、いってみればT細胞の〝教育係〟です。強力な攻撃力を持つけれども知っている敵しか攻撃しないT細胞にたいして、ターゲットを教える役割を持っています。

この樹状細胞に対して患者さんのがん細胞を与えて学習させたあとに、ふたたび患者さんの身体にもどせば、T細胞を教育することで強力な免疫体制ができるのでは？

結論から言えば、この仮説は正しくもあり、間違ってもいました。樹状細胞はたしかにT細胞にターゲットであるがん細胞の特徴を伝えるのですが、その時にはがん細胞が進化して、その特徴（正確には抗原といいます）を変えてしまっているケースが存在したのです。

結果として、樹状細胞を採用した医療機関では、劇的な効果を発揮してがんを撃退したケースもあれば、まったく効果がないケースもそれ以上に発生したのです。しかも一度教育した樹状細胞はリセットできません。新しい樹状細胞を取り出して新規に教育すれば、体内で2種類の情報が存在することになり、どのような悪影響がでるか予想が付きません。

的中すれば大きな効果、はずれたら無効どころか悪影響の可能性。これが樹状細胞をもちいた免疫療法の特徴です。

私の選択は第2世代

私の判断は第2世代、NK細胞を利用したアプローチにとどまることでした。成功した時の第3世代ほどの効果はのぞめませんが、投入しただけの成果があります。

いっぽうの第3世代は、治療が失敗したと仮定して、よしんば悪影響がないとしても第2弾の樹状細胞を用意するのに、また1か月の培養期間です。私は末期がんの治療を専門にしている医師ですから、患者さんに残された時間がとても少ないのです。その1か月が生死を分ける可能性だってあります。

それならば効果が確実に期待できる第2世代、NK細胞を選ぶというのが、私の選択であり、現在に至るまで、この判断には自信を持っています。

免疫療法は持続性が高い

免疫療法のもう1つの長所は持続力の高さです。

これについては通常の抗がん剤と比較すればわかります。抗がん剤の成分は、がん細胞を1個殺したら、その分量の抗がん剤の仕事は終わりで、あとは尿となって体外に排出されていきます。いっぽうの免疫療法は生きた細胞を使いますから、がん細胞を1個殺したら、次のがん細胞に取りついて殺傷を開始します。つまり免疫細胞は生きている限り永久にがん細胞を攻撃し続けるのです。

もちろん免疫細胞にも寿命はあります。ＮＫ細胞を例にとれば、その寿命はおよそ1か月。ですから、最初の投与から2～3週間後に2クール目を開始して、その3週間後には3クール目、というふうに体内の免疫細胞を維持していきます。

免疫療法の限界

こうして説明を申し上げると、夢の治療法にも見える免疫療法ですが、当然ながら限界と制約があります。

といいますか、実際のところ免疫療法を行っているクリニックのおよそ8割は期待したほどの成績をあげられていません。

「なんだ！　インチキじゃないか」という批判は半分は正しいのです。

他のクリニックが効果を上げられない理由は1つ。

免疫療法の条件を守っていないのです。

まず低体温はNGです。すくなくとも36・5度以上の体温がないと、NK細胞は十分な活動ができません。

そして患者さんが空腹、または低栄養の状態では効果を発揮できません。免疫療法をうたうクリニックの8割は患者さんが低体温であろうが栄養がとれていなかろうが、単純に2週間に1回、免疫細胞を投与しているだけです。

はっきり申し上げますが、高額な費用をもらっておきながら患者さんのコンディションを放置したままで免疫療法を実施するのは詐欺といっても過言ではありません。これはニボルマブやイピリムマブといった免疫をサポートする分子標的薬を併用しているクリニックでも同じことです。

私自身のクリニックでも、先に書いたような条件がそろわなければ免疫療法は絶対に実施しませんし、提案もしません。まずは栄養状態をCVポートか胃ろう（外科手術で作る、腹部から胃に栄養を直接流し込む経路）を使ってでも改善します。そうした努力をしないで、それまでの抗がん治療でやせ細って体力が落ちている人に免疫療法を行うのは100万、200万ものお金を捨てているだけです。それならば1000円、2000円の岩盤浴の方がよほど費用対効果、コストパフォーマンスが高い治療であることを明言しておきたいと思います。

もう１つの制約、これはすべての治療法に言えることですが、末期がんの治療は時間との戦いです。私を含め、統合医療のクリニックが採用している治療法は効果があっても結果が出るまでに時間のかかるものが大部分です。残念ですが、最終末期の患者さんに免疫療法をほどこしても結果に期待はできません。なかには、たび重なる抗がん剤の投与で造血幹細胞がボロボロになっていて、いざ培養を始めても肝心のＮＫ細胞がバタバタと死んでいくようなケースもあります。こうなってしまうと免疫療法自体が開始できません。

遺伝子療法

そして、私が採用した４つのアプローチの最後は遺伝子治療です。

がんは細胞の遺伝子の異常。これは何度も申し上げてきました。この遺伝子治療は文字通り全身のがん細胞の遺伝子を無害化したウィルスの力をかりて強制的に書き換え、もとの健康な細胞に戻してしまう、ある意味では最終手段にちかい治療方法です。

しかし現在の私は、この治療法を積極的に、つまりおおっぴらに主張することにためらいがあります。ですから、ここでは私のクリニックを含め、多くの独立系クリニックが実施している遺伝子治療を受ける際の注意点から先に申し上げていきます。

遺伝子治療を受ける際の注意点

インターネットほかの情報源をさがせば遺伝子治療を宣伝しているクリニックはたくさん見つかります。そうしたクリニックで遺伝子治療を受ける際に、ぜひとも守ってほしい注意点があります。少なくとも次の条件をクリアしている施設でなければ、ほかに手段のない末期がんの患者さんであっても、治療を受けるべきではありません。

・治療にあたって、患者さんから同意書を取っている
・料金は納得のいく妥当な金額である
・治療実績を数字で教えてくれる
・薬剤のアンプル（容器）を見せてくれる
・薬剤には後から確認できるラベルが貼ってある

順番にご説明していきます。

まず理解していただきたいのが、遺伝子治療薬は日本国内ではまだ研究段階であり、医薬品としての認可がおりていない、つまり法律上の制限がかかっていることです。また、すべてのクリニックの遺伝子治療は、国を含めた公的な機関において治療内容のチェックをいっさい受けていないことも意味します。

こうした行為を対価を取って行う以上、使い方やビジネスとしての位置づけをひとつ間違えると、これは脱法行為ということになってしまいます。待っているのは医師免許の取り上げです。

医療行為の基本的な理念を申し上げれば〝医師の裁量権〟ということで医師（医師免許の保有者）は自身が信じる施術を自由にほどこして良いことになっています。ただしそれは治療を受ける患者さんの同意があった場合に限られるのです。ですから、治療同意書の取得といったプロセスをおろそかにする医療機関では遺伝子治療を受けるべきではありません。

つぎに費用です。私のクリニックでは注射1回あたりの費用がおよそ3万円程度です。これを大幅に超えているクリニックは姿勢を疑った方がよいでしょう。

治療実績は言うまでもありません。私のクリニックでは最初に過去の治療件数と実績を伝えて、そのうえで患者さんに治療を受けるかどうかを決めてもらいます。

アンプルのラベルを見せてもらうのは、あとから確認を取れるような薬剤を使っているか確認するためです。ラベルも何も貼っていないアンプルを使っているようなクリニックは疑った方が良いでしょう。

遺伝子治療の長所

ここまで予防線を張ったうえで、それでもなお、この遺伝子治療をご紹介するのは、この治療法は正しく運用すれば確かに効果が期待できるからです。

早期がんに対する手術や放射線といった局所的な療法を除けば、標準治療を含めて、私がこれまで紹介してきたがんの治療法はすべて、いってみれば〝がんが増殖するスピードと、治療法が消去するスピードの競争〟です。ですから、どれだけ確実な効果の認められる治療法であっても、全身に転移した末期がんの増殖するスピードには勝てず、患者さんは亡くなってしまいます。

この常識をくつがえすのが遺伝子治療です。がん細胞の遺伝子を書き換えることで末期がんの増殖を丸ごと止めるか、少なくとも増殖のスピードを遅くする効果があります。

がん遺伝子治療の原理

がんの遺伝子治療には、ウイルスが重要な役割を果たします。

ウイルスは生物と無生物のあいだに位置するような分子のかたまりで、同じ病原体である細菌よりはるかに小さく、なによりも自分自身で増殖する仕組みを持っていません。そのかわりウイルスは自分の遺伝情報であるＤＮＡ（あるいはＤＮＡを直接書き換える命令物質であるＲＮＡ）を宿主の体の細胞に潜り込ませ、細胞内のたんぱく質工場に自分自身の複製を作らせるのでです。いってみれば生物の身体に細胞レベルで寄生するのがインフルエンザなどのウイルスです。

ここで大事なことは、ウイルスが宿主の細胞に干渉する能力を持っているということですから覚えておいてください。

人体のがんを抑制する遺伝子に〝ｐ53遺伝子〟というものがあります。がん細胞の多くのケースではこのｐ53遺伝子が変性しているのですが、これを何らかの方法で強制的に書きもどすことができれば、がんの無限増殖はストップできます。このがん細胞の遺伝子書き換えにウイルスを利用しようとするのが、〝がんの遺伝子治療〟です。

具体的な手法

それでは、ウイルスに人体の遺伝子を書き換えさせるにはどうするか？　ウイルスを遺伝子改良して病原体としては無害化したうえで、遺伝子の〝運び屋〟だけを担当させる必要があります。そうした運び屋を〝ウイルスベクター〟というのですが、がんの治療に使われるウイルスは、もっぱら次の2種類です。

・レトロウイルス

本来はマウス白血病のウイルス。ＲＮＡの形で遺伝情報を運ぶ。長所は人体の細胞の核（遺伝子を保有している中心部）に到達してヒトの遺伝子の一部となるために、１度でも〝感染〟すれば、細胞が分裂しても遺伝子書き換えの効果が持続すること。短所はウイルスが核に到達するのが困難であるため効果が発揮しにくいこと。

・アデノウイルス

本来は小児感冒（風邪）のウイルス。単独で完結したＤＮＡとして遺伝情報を運ぶため、細胞の核に到達しなくてもｐ53遺伝子の働きを肩代わりする（ｐ53たんぱく質を産生する）効果を発揮するが。人体の細胞と一体化するわけではないので、細胞分裂の時に一緒に分裂するわけではない。結果として効果は一過性で、細胞分裂につれて薄まっていく。

これらのウイルスは粒子《りゅうし》（ウイルスとしての形）を形成する能力を奪われているために、もはや病原体として活動することはできないように品種改良されていますが、アデノウィルスは風邪に似た副作用を引き起こすことがあります。くわしくは後で解説します。

ウイルスの選択

効果は確実だが一過性のアデノウイルスか、それとも効果は発揮しにくいが持続性のあるレトロウイルスか。ここで思い出していただきたいのが、この治療の目的は「一刻も早くがんの増殖を止める」であるということです。必然的に第一の選択はアデノウイルスとなってきます。

しかしながら、レトロウイルスによる遺伝子治療で末期の悪性リンパ腫が完全に消失した例なども目にしたこともあります。ですので、私のクリニックとしては、遺伝子治療を選択した時点で最初に試すのはアデノウイルスで、経過観察で効果が見られない場合にはレトロウイルスに切り替える、という方針を取っています。

遺伝子治療の実施と問題点

ウイルスベクター選択の次は実際の投与です。注射による血中への投与と、内視鏡などをもちいた患部への直接的な注射の2種類があります。

大きく膨らんだ病巣に直接的に薬剤を投入する注射の方が効果は高いのですが、そのためには内視鏡、気管支鏡といった体内に挿入する機器の扱いができる外科的な技術と資格が必要になってきます。

いっぽうの点滴は内科医でも実施できますが、病巣に対して同じ効果を期待するには、より多くの薬剤を血中に投入する必要があるため、コストと副作用の危険性が高くなってきます。

私たちのクリニックでは近隣の外科医と提携して、特定の大きな病巣がある場合には注射による投薬を選択しています。

この時、決まったプロトコール（投薬量）にこだわらず、最初は少量ずつ反応を見ながら投与していくことが肝心です。というのも、ほかのあらゆる治療法と同じく、遺伝子治療も副作用はゼロではないからです。

ヒトのｐ53遺伝子はあらゆる通常細胞が保有している遺伝子ですから、あとから追加で投入しても悪影響はでないはずですが、問題は運び屋のウイルスベクターが感染症と似たような症状、すなわち、発熱、けいれん、吐き気、めまい、悪寒、頭痛などの症状を起こすことです。現れるタイミングは投与の直後から翌日までさまざまで、いずれも心配のない程度の副作用です。ただし副作用自体の不快感は確かにありますので、私の行う遺伝子治療でも、前述のとおり、最初は少量から始めて様子を見るようにしています。

遺伝子治療が普及する可能性

さきほど、前途は多難と申し上げた遺伝子治療ですが、海外では実用化の研究が進んでいます。

２０００年ごろの実用化試験の際に重大な副作用が発生して以来、及び腰だった遺伝子治療の研究ですが、その後の改良により安全性を高めることが可能になり、２０１２年にはヨーロッパで初の遺伝子治療薬が承認されたのを皮切りに、現在では欧米ですでに6種類の薬品が認可されています。

海外では２５００件を超える臨床試験が進行中の遺伝子治療ですが、日本ではどうかというと、保険適用はおろか、薬剤としての承認もまだまだ先のことになるでしょう。というのも、日本においても各大学を中心に基礎研究としての遺伝子治療の治験は盛んなのですが、日本の厚労省が新しい治療法に先陣を切って認可を下すことはほぼ期待できないからです。

そして標準医療との統合について

先に書いた通り、現在の医療現場においてⅢ期からⅣ期の全身に転移したがんへの対抗手段は化学療法、つまり抗がん剤しかありません。これが非常に強い毒性を持っていて、逆に患者さんの命を縮めてしまう危険性があったとしても、現在の腫瘍内科の現場ではほかに対抗手段がないので、いきなり使用を止めるのは現実的ではありません。

いっぽうで、こちらの事情を申し上げれば、私たちのところにいらっしゃる患者さんは、たいていの場合は抗がん剤の副作用で全身が衰弱し、がん細胞にも薬剤耐性がついて簡単には治療ができない状態になっています。この状態から体力を底上げして、代替医療に効果がある状態に持っていくのが、まずはひと苦労なのです。

ここで私が何を申し上げたいかというと

標準療法と代替療法は順番が逆の方が効果的なのではないか

ということです。具体的に申し上げれば、ステージ1から2までは健康保険の範囲内の標準療法で、そして患者さんの状態がステージ3になったら、抗がん剤の投与を始める前に私たちの治療をやらせてほしい、というのが私の提案であり希望です。

手術や放射線を利用して大きな病巣がなくなった状態で、抗がん剤の耐性がつく前に私たちのところに来れば、がんを完全に消去できるかもしれない。

また、完全にがんを消去しきれなかったとしても、副作用がなく、がんに耐性がつかない私たちの方法でがんの病変部を縮小させて、がん幹細胞にまで薬剤が届く状態にしたうえで、〝さいごの一撃〟として耐性のついていないがん細胞に抗がん剤を投与すれば、がんを完全に取り去ることができる可能性があるのです。

コラム——戦う医師として②

現在のがん医療が閉塞状態にあることは何度か申し上げました。

現在の医学は、先人たちが多くの犠牲のうえに打ち立てたものです。さすがに現代になってまで危険性のある人体実験をしろ、とまでは言いませんが、つねに危険性とギリギリのところで折り合いをつけながら研究を進めなければ医学の進歩は望めません。

ひるがえって今の日本の医療はどうでしょう。よその研究成果を後追いしているだけです。すこしでも新しいことを試みれば、すぐに検挙や医師免許のはく奪でつぶされてしまいます。

そんな中で、独立系の研究者が1人、なにができるでしょう。

実証データ、これしかありません。

たった1人の開業医が東大や京大といった権威のある研究機関に勝つには、権威のチカラが及ばないデータで戦うしかないのです。

先のコラムで申し上げた通り、私は学生時代に労働争議という勝てる見込みのない喧嘩をして、結果として負けました。それいらい「負ける喧嘩はしない。そのためには「データしかない」と決めたのです。

ですから、独立して研究を始めた当初の私は、TV出演や取材の依頼があっても断ってきました。まずはデータの蓄積が先だと思ったからです。

500人、1000人を助けた。あるいは20人中、18人を助けた。

そうした実績だけが私の武器なのです。このポリシーは10年間、変わっていません。

ですが現在、私の「抗がん剤が効かないのはリンパ管に入らないから」という仮説は見向きもされません。

それは否定ではありません。完全な無視、黙殺です。

論争ならいくらでも受けて立ちます。よしんば論争に負けることがあっても、それが医学の進歩につながるなら、それでも良いのです。

ところが、現在に至るまで書籍を4冊書いて自身の意見を世に問うても、誰も反応しない。否定も肯定も、です。これが研究者としては一番苦しく、そしてつらい。

そうした心境から、一時期はNPOや社団法人など、独立系の医師たちの組織化に情熱を燃やした時期もありました。ところが独立系の医師たちの関心は、その大部分が自身のクリニックの経営にあるのです。それぞれが独自性を出すためか、宣伝する治療法がバラバラ。これでは患者さんたちは何を信用したら良いかわからず、逃げて行ってしまいます。これでは有効な治療実績の蓄積どころではありません。

大学その他の研究機関だって懸命に研究をしているのです。それも税金から潤沢な資金を提供されながら。

そんな中で、独立系のクリニックが治療実績について権威ある大手医療機関におくれを取ることがあったら、そもそも運営が成り立ちません。

「医は仁術」（医療とは人を救う善意の道である）とよく言われます。

しかしながら、病院の経営もする、最新の研究もする、仁術で人も救う。3つの課題を同時に果たすため、つねに難しい戦いを強いられているのが、独立系クリニックの現実なのです。

それでも、私は自分の選択した道をあきらめるつもりはありません。毎年37万人以上のかたが亡くなっている〝がん〟という病魔、そして有効な手立てがないまま、前例をなぞっているだけの現代医療の不条理に、たとえ最後の1人となっても一石を投じる覚悟で日々の活動にのぞんでいます。

第4章

新時代の統合医療「がん治療5・0」

——がんは除去から正常細胞化へ

ここから先は、現在の私の取り組みです。

先の章でご紹介した4つの治療法は、私のこれまでの経験と実績から有効性を確認ずみですが、これからご紹介する2つのアプローチは、いま現在、わたしが可能性を感じて実績を蓄積している最中の手法です。

なぜ、現在でも有効な治療法があるのに、わざわざ新しい手法を開拓するのか。答えは簡単で、現在の私が採用している治療法が完璧ではないからです。

私は、自分の現在の手法が不完全であることを認めることに、ためらいがありません。医療には常に改善の余地があるのです。

むしろ「いまの私の治療法があなたにはベスト」と言い切ってしまう医療従事者の態度こそ、それが標準医療であれ統合医療であれ、医学の進歩をさまたげる非常に危険な態度であると、私は考えます。

実際問題として、末期がん患者さんの2年半生存率84パーセントは私にとって決して満足できる数字ではありません。すでに全身衰弱が引き返せないところまで来てから私のところにいらっしゃる患者さんは別として、治療の余地があるだけの生命力が残っている患者さんは全員が救えるようになるまで私の取り組みは終わりません。

現在の取り組み――2つの治療法

私の現在の取り組みは

・安定ヨウ素水
・G&CV（複合ハーブ）

の２つです。

いずれの療法も、まだ個人の臨床研究という段階ですが、すでに私のクリニックを含む各所でかなりの実績を上げ、将来は統合医療の中心的な武器になることが期待されています。とはいえ、現在はまだ実績を蓄積している段階です。軽はずみな推薦・保証はできませんが、その仕組みと効果をご紹介していきたいと思います。

安定ヨウ素水

ヨウ素とは別名ヨードとも呼ばれ、微量ながら人体には必要な栄養素です。甲状腺ホルモンを生成するのに必要なことから、人体の中では甲状腺に蓄積されています。

このヨウ素に私が注目したきっかけは、自分と同僚の医師たちの体験です。

甲状腺の病気の1つにバセドウ病というものがあります。これは甲状腺機能が亢進、つまり働きすぎてしまい大量の甲状腺ホルモンが作られることで全身に異常をきたす病気なのですが、自分の医師としての経験、先輩、後輩の体験をすべて調べても、バセドウ病の患者さんの中にはがん患者さんが1人もいないのです。これは甲状腺ホルモンに抗がん効果があるのではないか、と考えて文献を調べたところ、甲状腺ホルモンに特有の成分であるヨウ素に抗がん効果がある、という説が20年前以上前から提唱されていたのです。

ここから、ヨウ素をがん治療に応用できないか、という私の研究が始まりました。

ヨウ素の安定化と無害化

このヨウ素なのですが、日本の法律では医薬品外劇物に指定されています。体内に取り込まれる量が多くても少なくても甲状腺に異常が起きるのです。純粋なヨウ素（これを無機ヨウ素と呼びます）を抗がん効果があるまで摂取したら、そのすべてが甲状腺に取り込まれて、おそらく重大な障害がおきるでしょう。くれぐれも「がんに効くかも」などと考えてヨードチンキ液を直接飲むようなことはしないでください。

このヨウ素を人体の中で循環させ、濃度をコントロールしながら、がん細胞に届けるためにはどうすればいいか。さまざまな手法を試してきて、ようやく人体に害のない〝安定ヨウ素水〟の開発に成功しました。

具体的な手法については、現在のところ研究結果の取りまとめと論文発表の準備のために公開できないのが申し訳ないのですが、ともあれ無機状態のまま甲状腺を破壊しないヨウ素水の開発に10年以上かけて成功したのが最近のことです。

安定ヨウ素水を人体に投与すると何が起きるか

この安定ヨウ素水に含まれるヨウ素はハロゲン族元素といって、その仲間には塩素、臭素などがあります。塩素は水道水の消毒に、臭素はさらに強力な消毒薬に、そしてヨウ素はヨードチンキやルゴール液、ポビドンヨードなどの医療用消毒薬に使われています。これらハロゲン族元素の共通する特徴、それは強力な酸化剤であることです。

(化学のおさらいですが、酸化とは物質が電子を放出して失うことを言います。酸化剤とは相手の電子をもぎ取って自分のものにしてしまう物質のことです)

ヨウ素化合物は強力な酸化力で細菌やウイルスの活動を止めて破壊します。ここで考えてください、人間の傷口にヨウ素化合物をつけて、なぜ同じ生物である人間の細胞は破壊されないのでしょうか？　その理由は、人体には酸化剤に対抗するスーパーオキシドディムスターゼ（ＳＯＤ）やカタラーゼといった酵素が備わっていて、酸化剤を中和してしまう点にあります。もともと人間の呼吸と代謝には、副産物として酸化力のある〝活性酵素〟という物質が常に発生します。これを中和する必要から、人体には、いわゆる〝抗酸化作用〟という能力が備わっているのです。

一方のがん細胞ですが、温熱療法の節でご説明したように、その活動力の大部分を増殖だけに使っていて、さしあたり増殖に不要な物質（たとえばＳＯＤ）を製造している余裕がないのです。結果としてヨウ素にさらされたがん細胞はたんぱく質を破壊されて死滅します。

これが安定ヨウ素水の抗がん効果です。

安定ヨウ素水の利点

安定ヨウ素水にはさまざまな利点があります。

まずは抜群の効果です。多くの種類のがんに非常によく効きます。

安定ヨウ素水は経口、注射、点滴いずれの方法でも投与できるのですが、体内に取り込まれたヨウ素は血中に溶け込み各臓器をまわって、各所のがん細胞を選択的に死滅させます。

特に強調したいのは脳腫瘍に対しても効果が高いことです。脳へと続く血管には、血液脳関門（ブラッド・ブレイン・バリアー（BBB）とも呼びます）という余分な物質が脳に行かないように作用するフィルターがあるのですが、一部の例外を除き、抗がん剤はこの関門を通過できません。いっぽうの安定ヨウ素水はこの血液脳関門をくぐり抜けて、脳内の腫瘍にも効果を発揮します。

また安定ヨウ素水は胆汁に溶けて出てくる性質があるようで、胆のうがん、胆管がんに効果を発揮します。国立がん研究センターが発表している数字を見ると、胆のう・胆管がんの5年生存率は10～30パーセント、手術できないと診断された場合の1年生存率は10～40パーセントと、きわめて治療の難しいがんなのですが、私の治療実績は（末期がんを対象としていても）3年生存率が50パーセント。しかも、安定ヨウ素水を採用してからの生存率はさらに上がっています。

第2の利点は副作用がないことです。安定ヨウ素水が正常細胞に与える影響はほとんどありません。さらに一般的な抗がん剤が体内に2年以上もとどまり、良くも悪くも影響を及ぼすのに対して、安定ヨウ素水は投与から2時間程度で尿となって排出されていきます。

まずは転移のストップから――最新の私の最新理論

近年の私は、がん細胞の3つの種別というもの重視しています。つまり、

①原発巣にとどまるがん幹細胞
②転移能力を備えたがん幹細胞
③がん幹細胞が産み出す子細胞

の3つです。一般的ながんの治療では、まずは原発巣の縮小と治療に力をそそぎますが、私の考えは、

最初に対処するべきは血中にある転移能力をそなえたがん細胞（タイプ2）であるというものです。発症部位にもよりますが、がんが原発巣にとどまっている限り、それはただの腫瘍です。ここを気にするより、まずは何をおいても血中に流れている転移能力のあるがん細胞を叩いて、それ以上の拡大を防ぐことが先決ではないか、というのが私の考えなのです。

そこで活躍するのが、この安定ヨウ素水です、血中によく溶け、転移能力のあるがん細胞をきれいに掃除してくれます。こうして転移能力を奪ったがんは孤立した腫瘍です。ここを治療するのには、この後で登場する複合ハーブ――G＆CVの出番となります。

安定ヨウ素水の治療はどこで受けられるか

このように確かな効果を確信している安定ヨウ素水ですが、その主成分は薬というより、ただの天然元素です。劇物指定こそされていますが、薬剤として認められているわけではありませんので、薬剤としては禁止も許可もされてもいない、という微妙な位置づけにあります。

現行の法律とのかねあいの結果として、

・治療を実施するクリニックの中で製造すること
・製造したクリニックを受診している患者さんに対してのみ投与すること

という扱いならＯＫということになりました。私の勤務するクリニックでは院内に製造装置を用意して自家製造してキチンとラベルをはって管理し、来院した患者さんだけに投与していますので、法的条件はクリアしていることになります。言い換えれば、クリニックとは別の業者が大量生産して多くのクリニックに搬入して使用してもらうパターンは脱法行為です。

私の勤務するクリニックは川崎にあり、来院してくだされば安定ヨウ素水の治療を試すことができますが、遠隔地のかたにも紹介できるクリニックが今後出てくるかと思います。

G&CV（複合ハーブ）療法

現在の私が臨床研究している、もう1つの治療法が複合ハーブによるものです。これは複合ハーブ、つまり多数の生薬《しょうやく》（ハーブ）を組み合わせて投与し、その複合作用でがんを治療する手法ですが、このアプローチの特徴として、

がんを治療するのみならず、もう一度、正常細胞へ戻してしまう

という効果までもが期待されています。

本書の冒頭で紹介した、〝がん治療5・0〟という考え方ですが、もう一度整理してお

きましょう。

再確認――がん治療5・0とは

特定の分野における技術の進歩を第1世代、第2世代という風に大きくとらえて表現することがあります。実際のところ、技術の進歩というのは当事者から見れば少しずつ変わっているように見えて、後の時代から見ると（あるいは外部から見ると）「ああ、この時代をさかいに問題解決の〝考え方〟が大きく変わったのだな」と思える時代の分かれ目があるものです。

最近の流行は、これをコンピュータソフトのバージョン番号のように〝1・0〟〝2・0〟と表現することです。1・0の技術が少しずつ改善されるときには1・1、1・2のように小数点より下の数字を増やし、根底から変わるような進歩は2・0のように表現するわけです。

この流行している表現方法にならって、がんの治療法を表現すると、こんな風になります。

がん治療1・0——外科手術

これが最初の手法です。〝病巣を直接切り取ってしまう〟という単純なアプローチですが、現在でも早期のがんには有効な手段です。欠点は、手術自体が患者さんの体力を奪う上に、直腸や咽頭など手術の部位によっては患者さんのＱＯＬを大きく下げること、それに全身に広がった進行がんには役に立たないことです。腹腔鏡などを使った侵襲度のひくい手術は、さしずめ〝がん治療1・1〟といったあたりでしょう。

がん治療2・0——抗がん剤、放射線

患者さんの体を切開しない、という意味では、（オーソドックスな）抗がん剤と放射線の採用が〝がん治療2・0〟でしょう。現在でも主流といっていいアプローチです。問題は人体を切り開くことはしませんが、正常な部位まで攻撃の対象にしてしまうことで、その副作用の重さは本書の中で何度も指摘してきました。

がん治療3・0——分子標的薬、遺伝子解析

現在のがん標準医療の最新の手法です。結局のところ、がん治療とは〝がん細胞を殺し、正常細胞を殺さない〟という考え方に尽きます。この3・0、つまり第3世代の治療法は、

がん細胞を電子顕微鏡のレベル、遺伝子のレベルで分析して、がん細胞だけの特徴をとらえて殺す、という考え方で、この段階にきて、ようやく〝がん〟という病気を完全に治療する可能性が見えてきました。

がん治療４・０――免疫療法、遺伝子治療

人体の中では、つねに〝異形成（がん）vs.防衛機能（免疫系）〟の戦いが発生している。ならば、わざわざ外部から手術や薬品で介入しなくても、人体の自然な防衛機能をパワーアップすればよいのでは？　これが〝がん治療４・０〟です。具体的には一部の〝抗体医薬品〟と呼ばれる分子標的薬、それに統合医療で用いられる免疫療法、遺伝子治療がこれに相当します。

がん治療５・０とはなにか

がん治療４・０の段階で、〝がんを除去する〟という治療法は（考え方としては）おおむね完成しました。これから４・１、４・２と手法が洗練されていけば、通常のがんの治癒率は上昇していくでしょう。

それでは、〝がん治療５・０〟とはなにか。それは

がんを除去するだけではなく、正常細胞に戻すことも含めたアプローチを指します。

もちろん、がん組織が体内で取り返しがつかないくらい悪化して肥大化した部位は、何らかの旧バージョンの手法で除去しないといけません。

ですが、ここで思い出して下さい。


〝がん〟とは生活習慣病なのです。

患者さんの〝がん体質〟と〝がん環境〟が限界を超えてしまったときに、それが明確な病気となって表れるのが、がんなのです。


一度がんになってしまった患者さんが、つねに再発の危険にさらされるのは、もちろん悪性のがん幹細胞の取りもらしもありますが、患者さんの身体自体ががん体質となって、前がん病変が常に発生しているか、少なくとも発生しやすい体内環境にあることが理由なのです。

それではどうするか？　すでに取り返しのつかない病巣部は除去しつつ、可能性のあるがん細胞は正常細胞に戻してしまうのが理想ではないか。

これが、がん治療５・０の考え方です。

がんに対する一番効果の早い治療法は手術です。その次は放射線、抗がん剤と続きます。さまざまな生薬（ハーブ）による体質改善という治療法は、いってみれば東洋医学的なアプローチと、世界各地で古くから代々伝わっている伝統療法の複合体であり、効果を発揮する速度はもっとも遅い部類に入ります。私のように末期がんの患者さんを治療している医師が、この複合ハーブによる治療を研究しているのはなぜか。それは、この複合ハーブが〝がん治療５・０〟を実現できる可能性を秘めていると考えているからです。詳しくは、この先をお読みになってください。

複合ハーブの名称について

現在の私が研究している複合ハーブは、私と共同して開発・調合を担当している会社によって〝Ｇ＆ＣＶ〟という名前が付けられています。

このサプリメントは開発自体にも長い経緯があり、旧世代（プロトタイプ）の時代を含め、いろいろ名称が変わってきたのですが、本書の中では表記を最新の〝Ｇ＆ＣＶ〟に統一することにします。

G&CVの効果の中心部――アセトゲニン

G&CVの効果の中核をなすのは、グラビオラという植物から抽出したアセトゲニンという薬効成分です。

グラビオラ（日本語名（和名）で棘蕃茘枝《トゲバンレイシ》）とは、アメリカ大陸とアジアの一部に自生する常緑樹の名前です。このグラビオラの葉、樹皮、小枝の細胞に含まれるアセトゲニンという物質に非常に強い抗がん作用があることが40年前に発見されたことから、「これを抗がん剤として利用できないか」という研究が各所で始まりました。

研究の過程で、アセトゲニンの抗がん作用のしくみも分かってきました。それは、アセトゲニンが細胞のATP産生のうち、〝解糖系〟というプロセスを強力に阻害する、つまりストップをかけることでした。

ATPとは、解糖系とは何か？　これまでにも言及はしてきましたが、ここで可能な限り平易に説明をしてみたいと思います。

もしも高校時代に生物学と化学を選択し、解糖系、電子伝達系といったATP産生のプロセスについて知っている方は、以下の2節を飛ばしてくださっても結構です。

生命の本質――ＡＴＰ

ＡＴＰ（Adenosine TriPhosphate: アデノシン三リン酸）とは、私たち人間を含む大部分の生物（真核生物といいます）の体内にある化学物質で、生命活動に必要なエネルギーを化学変化の形でたくわえて体内を循環する、いってみればバッテリーのような存在で、〝生命のエネルギー通貨〟などとも呼ばれています。その正体は呼び名の通り、アデノシンという物質に3個のリン酸がくっついたもので、これが分解してリン酸を1個だけ放出してＡＤＰ（Adenosine DiPhosphate: アデノシン二リン酸）に変化するときに、周囲の物質に強力な影響を与えます。つまりエネルギーの授与を行うわけです。

このエネルギーをもらって体内で起きる反応は、

・心臓や手足といった筋肉の動き
・生化学物質の合成
・物質本来の流れ（濃度勾配）に逆らう体内物質の輸送

など多岐にわたります。珍しいところでホタルの発光や電気ウナギの発電も、このＡＴ

Pの働きによるものです。

こうしてATPはエネルギーを放出してADPとなりますが、そのままでは生命活動が止まってしまいますので、今度は食物(主に糖質と脂質、両方がないときにはたんぱく質)の持っているエネルギーの力を借りることでATPに戻って、体内でエネルギーを必要としているところに流れていきます。

このATPこそが私たち生物の本質、食物から栄養を取り出して、それを生命活動に利用しているすがたなのです。

ATPを生成するプロセス

そして、この栄養からATPを生成するプロセスを生物の体は複数持っています。大まかな特徴で簡単に分類すると、

・**解糖系**
細胞基質（細胞内のあらゆるところ）で発生
糖（グルコース）を材料に動く
酸素を必要としない（嫌気性）

産生するＡＴＰ（エネルギー）は少ないが反応は単純で早い

・**電子伝達系とＴＣＡ回路**（別名クエン酸回路）
細胞内のミトコンドリアで発生
糖、脂質、タンパク質を材料に動く
酸素を必要とする（好気性）
反応は複雑で遅いが大量のＡＴＰ（エネルギー）を産生する

のように分類できます。

解糖系の特徴

生物の細胞は進化の過程で、特定の目的を持った器官（細胞内小器官）を細胞内で発達させてきました。こうした器官を除いた、いってみれば細胞内の〝その他の場所〟を細胞基質といいます。解糖系はこの細胞基質の中で発生しています。つまり細胞全体が１つの解糖系の器官なのです。

これは、解糖系がはるか太古の時代、まだ地球上に酸素がなかった時代から生物が持っていた、もっとも原始的なエネルギー産生の仕組みであることを示しています。

ミトコンドリアの特徴

細胞内小器官の中にミトコンドリアと呼ばれる器官があります。

私たちの遠い祖先の単細胞生物に後から侵入して住み着いた細菌が起源といわれ、独自の遺伝子（ＤＮＡ）を保有しているのが特徴です。

その数は１つの細胞に数百から数千個で、地球に酸素が発生した時代に合わせた電子伝達系とＴＣＡ回路という好気性反応で大量のＡＴＰを細胞にもたらしてくれます。

ワールブルグ効果

ワールブルグ効果とは、ノーベル賞生理学・医学賞を受賞した生理学者のオットー・ワールブルグが１９３０年代に発表した学説で、要約すれば

腫瘍細胞の中では、ミトコンドリアが活動しておらず、酸素のある環境下でも解糖系だけをエネルギー源としている

という現象のことです。この観察にもとづいてワールブルグは「腫瘍（がん）とは、ミトコンドリアが不活性化することで細胞がある種の先祖返りを起こしたものである」という仮説もあわせて提唱しました。

現在のところ、このミトコンドリアの不活性化が腫瘍のトリガーになっているという仮説は、証明も否定もされていません。

・がん細胞中のミトコンドリアに遺伝子エラーが多いのは事実だが、ミトコンドリアの突然変異が細胞のがん化につながる仕組みが発見されていない

・がんが血液の供給にとぼしい低酸素中で拡大する中でミトコンドリアが不要になり退化する。つまりミトコンドリアの不活性化はがんの原因ではなく結果である

・細胞ががん化する原因はさまざまに複合していて、ミトコンドリアの異常は、その一部であってもすべての直接的な原因ではない

など、さまざまな議論が展開されていますが、ただ、「がん細胞が解糖系だけをエネル

ギー源にしている」ということだけは確かな事実です。

アセトゲニンの効果と問題点

さて、ここまでご説明すれば、アセトゲニンの抗がん作用もご理解いただけると思います。アセトゲニンは細胞の解糖系によるATP産生を強力に抑制するため、解糖系だけを利用しているがん細胞はエネルギー欠乏におちいり死滅するのです。一方の正常細胞は電子伝達系といった好気性のエネルギー代謝が正常に活動しているので、死滅することはありません。

また、アセトゲニンは脂溶性であるため、リンパ系の中にも簡単に潜り込み、リンパ管の中を移動している転移性がん幹細胞にも効果を発揮します。

このようにアセトゲニン製剤は画期的な抗がん剤となるはずでした。

ところが、です。

アセトゲニンの効果は古くから知られていたのですが、アセトゲニン製剤が上市（薬品として承認され販売されること）されることはありませんでした。

というのも、アセトゲニンの効果は試験環境下では明白にもかかわらず、実際に生物に投与してみると、多臓器に重大な副作用が起きて、実験動物がバタバタと死んでいってしまうのです。

また、単純にアセトゲニンといっても複数の植物から抽出が可能で、そのバリエーションは３００種類以上にも及びます。どの原料由来のアセトゲニンに最適な効果があるのか特定が難しかったことも実用化を困難にしました。

アセトゲニンの副作用を回避する方法がなければ、これを抗がん剤として利用することはできません。海外のさまざまな研究機関で模索が続けられました。

G&CV開発の経緯

あるとき、海外のあまり知られていないサプリメントのメーカーから「グラビオラ由来のアセトゲニンを含む抗がん性サプリメントの開発に成功した」というニュースが飛び込んできました。（このサプリメントをG＆CVの前世代という意味で、〝プロトタイプ〟と呼ぶことにします）

しかも、このプロトタイプには乳がん（被験者２１０人）に対して有効率96・19パーセント、前立腺がん（被験者60人）に対して有効率93・33パーセントという資料が添付されていました。

「これが事実ならえらいことだ」

さっそくメーカーと連絡をとり、国内で有志の医師たちをつのり、私は受け入れ態勢を整備して、推進団体の代表となりました。効果を検証すべく、患者さんの同意を取ったうえで、試験的な臨床への導入を始めたのです。

ところが困ったことが起きました。このプロトタイプの日本への納入が遅れるようになり、ある時から完全に供給がストップしてしまったのです。あとから分かったことですが、このプロトタイプを開発したメーカーは規模の小さい不安定な会社で、このプロトタイプのサプリメントを開発して間もなく経営困難におちいってしまったのです。

結果として日本での臨床試験もストップしたまま宙に浮いてしまい、結果として私たち医師は患者さんたちに対して、とんでもない無責任なふるまいをすることになってしまいました。

そのまま医師たちのグループも解散、このアセトゲニン由来のサプリメントの日本での普及は失敗に終わるかと思いました。

しかしながら、治療の途上とはいえ、このプロトタイプは投与の直後からかなりの実績をあげていたのです。あきらめきれないでいたところに声をかけてくれたのが、とあるサプリメントのメーカーです。そのメーカーは、プロトタイプの日本での普及活動に当初から協力してくれていたのですが、その担当者が言うには「プロトタイプの組成と製法は分かっているから同じものが作れます。さらに単なるクローンではなく、プロトタイプの弱点を克服したうえで、さらに効果の期待できる薬効成分を導入してパワーアップもできます」とのことで、それならばもう一度挑戦してみよう、ということで私とそのメーカーが共同開発したのが、現在のG&CVです。

G&CVの有効成分

G&CVにはプロトタイプのアセトゲニン成分に加えて、次のような薬効成分が配合されています。

ミトコンドリア賦活剤《ふかつざい》

これらの薬効成分こそG&CVをがん治療５・０と呼ぶ根拠の１つです。ミトコンドリアを復活させることで異形成を起こしたがん細胞を正常細胞に戻すはたらきが新たに追加されました。

・アスタキサンチン

緑黄色野菜の色素カロチンと同じカロテノイドの一種で、ミトコンドリアを強力に賦《ふ》活《かつ》します。

ミトコンドリア表面の生体膜において、通常の抗酸化物質、たとえば水溶性のビタミンCが膜の外側に、脂溶性のβ-カロテンやビタミンEが膜の内側にしか存在できないのに対して、アスタキサンチンは細胞膜との中と外にまたがる形でミトコンドリアに食いつき、強力な抗酸化作用を発揮します。こうした生化学物質はなかなか存在しません。

・TSOD（Tスーパーオキシドディスムターゼ）

ＴＳＯＤは人体の正常細胞に含まれる物質ですが、これを外部からおぎない、活性酸素によるミトコンドリアの損傷を防ぐことで耐久性をアップさせます。

・オレウロアノール

オリーブやイボタノキから採れるオレウロペインの化合物です。

強力な抗酸化物質であり、また免疫系を強化する効果もあります。

DNA修復促進

G&CVに含まれるCAEsは体内のDNA修復能力を促進する機能性成分です。DNAのエラーを修復された細胞は〝寿命の限界〟を取り戻し、アポトーシスをおこして自死していきます。

免疫の賦活と抑制の解除

・シイタケ由来のα-グルカン、β-グルカン

グルカンとは多糖類の一種で、結合パターンによってα(アルファ)とβ(ベータ)に分かれます。特にアガリクスやメシマコブ、霊芝、シイタケといったキノコ類から抽出される一部のβ-グルカンはレンチナンと呼ばれ、マクロファージ、T細胞、NK細胞に作用し、免疫の抑制を解除して増強し抗腫瘍効果を持つとされています。

・マイタケ由来のβ-グルカン

マイタケから抽出したβ-グルカンは水に不溶性の多糖体で、口から取り込まれると腸内に隠れた待機中の免疫細胞を刺激して活性化させます。

その他の生薬

G&CVにはその他の効果として次のような成分が添加されています。

・ゴボウ由来のアルクチゲニン

ゴボウ（牛蒡）の種からつくる生薬「牛蒡子」に含まれる化学物質です。がん細胞が熱や糖（グルコース）不足といった治療アプローチに耐性を獲得するのを阻害します。すでに医療機関において、すい臓がんへの治験が始まっている薬効成分でもあります。

・アボカドの脂肪族アセトゲニン

上皮細胞の異常増殖を抑制します。

・DHA、DPA

DHA(ドコサヘキサエン酸)、DPA(ドコサペンタエン酸)は健康食品でおなじみの不飽和脂肪酸ですが、統計の上では血管新生を抑制する効果があります。その仕組みはまだよくわかっていません。

・ヨモギ由来のアルテミニシン

細胞が自死・自壊する経路には、アポトーシスのほかに、ネクローシス、パイロトーシスなどがあります。なかでもフェロトーシスは最近発見された細胞自死のパターンで、鉄分を引き金にしているのですが、がん細胞はこのフェロトーシスに抵抗性があり、結果として多量の鉄分を自死することなく内部に貯め込んでいます。そこにアルテミニシンが結合すると、フリーラジカル（活性酵素）が発生し、がん細胞だけを損傷します（フェロトーシス）。

アルテミニシン誘導体は薬品名アルテスネイトといって本来はマラリアの治療薬なのですが、右のような理由から抗がん剤としての効果が注目されています。

また、アルテミニシンの抗がん剤としての投与には、さきに鉄分製剤を投与してがん細胞内の鉄分を増やしておくのがセオリーで、このサプリメントにも鉄分製剤を配合してあります。

・柑橘（シークワーサー）由来のフラボノイド

柑橘類に含まれるフラボノイド、なかでもその一種であるノビレチンには細胞のアポトーシスを誘発する効果があります。この成分は乳がん、なかでもトリプルネガティブと呼ばれるホルモン療法も分子標的薬も効かない悪性の乳がんへの効果を目的として配合してあります。

・伝統的な抗がん生薬

パウダルコと紫イペ（タヒポ）はともに南米原産の樹木で、その樹皮が伝統的に生薬として使われてきました。感染症、リウマチなど、ほぼ万能薬のような扱いですが、その効果はＮＫ細胞の活性化にあることが分かっています。

アセトゲニン単剤の欠陥を補正

実のところ、Ｇ＆ＣＶのプロトタイプには固有の弱点がありました。効果の強さに対して腎臓と肝臓の機能が追い付かないのです。

アセトゲニンががんを死滅させるとき、分解されたがん細胞は大量のゴミとなって体内に流れ出すのですが、これを解毒処理する肝臓と腎臓が仕事の量にまいってしまうのです。結果として、嘔吐や悪心で飲用を続けられない患者さんが最大50パーセントも発生しました。

これを改善するために、ノコギリヤシやターメリック、ブロッコリースプラウトなどの生薬を配合し、あらかじめ肝臓と腎臓の機能を可能な限り増強しておきます。

これによってＧ＆ＣＶは吐き気等の副作用が起きない、誰にでも服用可能なサプリメントとなりました。

G&CV・ベース

厳密に言えば、Ｇ＆ＣＶは〝ベースサプリメント〟と〝アクティブサプリメント〟という2種類のサプリメントから構成されています。ここまでご紹介してきた生薬が〝アクティブ〟で、そのほかに〝ベース〟というマルチビタミンとミネラルの総合サプリメントをワンセットにしてあります。

私が提唱している末期がんの統合医療は、まずは全身の栄養状態の改善と体力の底上げから始まります。ところが末期がんの患者さんは衰弱から普通の食事がとれないことが多く、また一般的な食事の消化はそれだけでも想像以上に体力をつかうのです。こうした理由からビタミンとミネラルその他の総合サプリメントが必要になってくるのですが、それならば定番の栄養素をセットにしてもらおうと、メーカーにお願いして製造してもらったのがＧ＆ＣＶ・ベースサプリメントです。

G&CVの効果

このG&CVですが、まずは乳がんと前立腺がんに強力な効果を発揮します。というのも、この2つは成長因子として性ホルモン（乳がんは女性ホルモン、前立腺がんは男性ホルモン）に強く依存しているのです。この2つのがんは血中のホルモンを浴びるために、解糖系が細胞膜（表面）近くに非常に高い濃度で分布しています。ここにG&CVの成分が付着すると解糖系が瞬時に破壊されるため、非常に早い効果を発揮します。

言い換えれば、それ以外のがん細胞は解糖系の働きが細胞内で一様に分布していますので、これを破壊するには細胞の内部に成分が浸透する必要があり、結果として効果を発揮するまでに若干の時間がかかります。

G&CVのプロトタイプが日本に紹介された時も、治療実績は乳がんと前立腺がんに関するものでした。おそらく当初から性ホルモン依存タイプのがんに目覚ましい効果があったのでしょう。

治療効果の実例

私が本書を執筆するにあたって自分に課したルールとして「実際の治療効果は常に統計上の数値で語る。個別の症例を取り上げない」というものがあります。各種のがん治療は効果を発揮する場合もあれば、そうでない場合もあります。ですから、それぞれの治療法の効果を強調するために〝がんが治癒した、うれしいケース〞を取り上げて印象や信憑性《しんぴょうせい》を底上げすることを避けようと思ったのです。

ですが、このG＆CVはまだ試験を始めて間もない治療アプローチで、まだはっきりと効果を主張できるほどの有意な統計上の数字はそろっていません。ですが、各所からは次々と効果の報告後が寄せられていますので、いくつかご紹介してみましょう。

すい頭部がん（70歳女性）

受診の経緯

２０１７年に黄疸をきっかけにがんと診断。医大にて胆管ステントを留置してもらい、手術か抗がん剤か選択に悩んでクリニックを受診。

すい臓がんは見えない転移と浸潤が早く、なおかつ背面側にあるために早期発見と治療が難しい。

当時の診断はステージ2前後。全摘手術が可能であれば受けることを推薦するが手術と抗がん剤に抵抗があり、その他の方法を探したいとのこと。

温熱療法にも難しい部位であり、治療法を考えていたところにG＆CVの情報と試験参

加の勧誘を受け、患者さんの希望によりG＆CVによる治療を実施。（医大サイドでは放置療法を選択）

投与後の反応

患者さんを通じて医大からの報告あり。

胆管ステント交換の際に採血とCTを実施したところ、腫瘍マーカーの現象と病巣の縮小を確認。

現在は寛解状態となり、G＆CVの投与もやめている。

乳がん（46歳女性）

受診の経緯

２０１８年12月にステージ３ｂと診断され、クリニックを受診。

鎖骨とわきにリンパ節転移あり。

就労中ということもあり「ＱＯＬを維持したままの治療を希望」とのことから標準治療を一切行わず２０１９年1月よりG＆CV単独の治療を開始。

投与後の反応

投与３か月めから腫瘍マーカーが上がりはじめる（がん組織の崩壊を示す）。６か月めにリンパ転移の明確な縮小を確認。2019年9月に受けた最新のPETとCTによる検査では、原発巣に変化なし、遠隔転移なし、リンパ節転移巣が消滅、骨転移なし。来院してから生活に一切の困難はなく、就労状況も変化なし。

G&CVの問題点

こうして効果の実地検証に入っているG&CVですが、問題もいくつかあります。
まずは用法、用量の問題です。G&CVは公式には1日3回、朝昼晩と1包ずつ服用します。これは1日を3等分して、ちょうど8時間の間隔をあけることで有効成分の血中濃度を維持するためなのですが、プロトタイプより改善されたとはいえ最初から1日3包の服用では気分の悪くなる患者さんがいるのです。ですから、最初は半包からスタートして1週間ごとに半包ずつ増やしていくことで副作用を回避しています。

もう1つの重大な問題、それは効果の実績が頭打ちになっていることです。この理由は明白で、プロトタイプ時代の事ですが、もはや終末期に入っていて絶対に助かる見込みのない患者さんが最後の希望として本剤の投与を強く希望して、それに現場の担当医師が応じてしまったのです。患者さんがすでにがん悪液質におちいって腹水、胸水がたまっているような状態では、いかにアセトゲニンであっても手が打てません。これが〝効果なし〟

という実績としてカウントされてしまいます。

実際のところ、まずは医学界に説得力のある実績を提供するために、乳がんと前立腺がんに対象を限定して、治療効果の実績を収集することが先だったのではないかと、現在でも自分の中で迷いはあります。

現在のＧ＆ＣＶは対象を通院が出来て通常の食生活が可能な患者さんに限定し、実績を蓄積している段階です。

またＧ＆ＣＶの使用にあたっては薬効成分を十分に発揮し、あわせて患者さんの発がん体質を改善するための決まりごとが多岐にわたって存在します。この手順(プロトコール)を最低でも６か月まもっていただく必要があります。ただ単純に服用すればよいサプリメントではないのが難しい所です。

次世代のG&CVについて

現在のＧ＆ＣＶはプロトタイプから数えると第４世代にあたります。

主成分の構成は初代から変わりはありませんが、〝がん治療５・０〟のコンセプトにもとづいて、がん細胞中のミトコンドリアを賦活させることを主眼に薬効成分を追加することで改良を加えてきました。

現在はビタミンB_3の一種であるニコチンアミドモノヌクレオチド（NMN）という新成分を追加した第5世代のG＆CVを検討中です。NMNといえばサーチュイン遺伝子の活性化による抗老化作用が注目されがちですが、ミトコンドリアの直接的な活動源となる酸化型ニコチンアミドアデニンジヌクレオチド(NAD＋)の前駆体(ひとつ手前の発生源)として、ミトコンドリアの活動をサポートします。

このような新しい有効成分は他にも色々と多くの候補が上がって来ていますので、第5世代のG＆CVはさらに進化したものとなる予定です。

さらにもう1つご報告があります。

現在、私たちのもとでは、がんの予防的な検査法を実用化しようとしています。正常細胞がどれくらいのパーセンテージでがん化するかを数値化できるもので、この新検査法において数値が高く出た被験者（がんを発症していない、しかし極めて発症する確率の高い被験者）に対して、G＆CVの投与で数値が下がる結果が観測されたのです。

この〝検査〟と〝予防〟の合わせ技で、がんをそもそも発生させる前に防いでしまう、という体制を確立することを私たちは構想しています。

また一度がんに罹患して現在は寛解された方にも、この検査とG＆CVの組み合わせでがん再発防止が可能となることが期待できます。

G&CVの今後の可能性

G&CVは薬剤なのかサプリメントなのか。これは明白で、G&CVはサプリメント（栄養補助食品）です。生薬を材料にしていても、薬剤としての認可を取得したわけではありません。しかし、このサプリメントは誰にでも購入できるものではありません。TS-ネットワークの医師による診断と判断ののち、同意書を書いて、はじめて購入と使用が可能になり、その後も医師の診断と指導のもとに飲んでいただくことになります。（TS-ネットワークにつきましては、あとがきを参照してください）

これは、G&CVを販売する医師たちが、〝このサプリメントには抗がん作用がある〟という仮説を前提に患者さんに飲用していただき、その効果を厳密に検証しながら摂取を進めていくサプリメントであるからなのですが、読者の方はこう考えるかもしれません。「もしもG&CVに本当に抗がん効果があるなら、やがて抗がん剤として認可がおりて保険適用になるだろうし、逆に言えば保険適用にならなければ効果のないものだろう」

私たちはG&CVの効果に強い期待をもって検証を進めていますが、残念ながらこのサプリが保険適用の抗がん剤になることは、おそらくありません。

保険適用となる医薬品は多数のボランティア被験者を動員する〝治験〟と呼ばれる臨床試験が必要になるのですが、このプロセスに莫大な費用と時間がかかるのです。最新の資料によれば、１つの薬剤を開発するのに必要な費用はおよそ２０００億円以上、参加する被験者はのべ１０００人以上にものぼります。しかもこれは１種類の成分からなる薬剤を開発する費用と人員であって、たとえばＧ＆ＣＶのように２００種類ちかい薬効成分をブレンドしたものには、さらにコストがかさむことになります。いかに期待が高くても、とても開発コストが折り合わないことはご理解いただけると思います。

Ｇ＆ＣＶの特徴の１つとして、〝相乗効果《シナジー》を期待している〟という側面があります。単なるアセトゲニンを抽出した薬剤（単剤）ではなく、配合された成分がお互いの薬効を高めあって総合的にがんに対処するモデルです。そこで、このサプリを保険適用の薬品にするには、その組み合わせの効果を完全に解明しなければなりませんし、そのためには膨大な費用が掛かります。

これに対して私たちＴＳ-ネットワークの医師たちの見解は一致しています。それは、

「患者さんの治療に有効ならば、それをそのまま使う。
患者さんにとっては自身が治ることが重要で、厳密な根拠は後回しでもかまわない」

というものです。

もしもご自身や周囲の方、ご家族の方で、医師に末期がんと診断され、これ以上は副作用の強い治療を受けたくないとお考えの方、あるいはご自身が知識を集めた結果、標準医療ではこれ以上の好転は望めないことを理解された方は、私たちTSｰネットワークが推進する統合医療を検討してみてください。少なくとも私たちは、自身の推進する治療法にそれだけの価値があると考えて日夜、研究と研鑽にはげんでいます。

コラム――こうして私は京都大学を去った

先にも書いたとおり、私の医学者としての道は京都大学から始まりました。その後、医師免許を取得したのちにイギリスにわたり、オックスフォード大学に留学して研究を重ね、大阪大学で博士号を取得。ふたたび京大に教授として帰任したときに期待されていたのは、アレルギーおよび呼吸器疾患に関する遺伝子レベル、分子生物学レベルでの治療法の研究でした。

この時、私の運命を大きく変える事件があったのです。

ある大手製薬会社から共同研究の話が持ちかけられました。「新薬の効果を検証してほしい」というものです。最初は順調に進んでいた研究ですが、あるとき比較対象として調査していた伝統医療で使われる薬草の方が効果が高い可能性があると判明したのです。

研究者としては科学的事実に逆らうことはできません。この研究結果を私は素直に発表してしまったのです。

これが当時の京大医学部の部長から大変な不興をかいました。運の悪いことに当時の医学部長は専門が薬理学だったのです。

教授会では大論争になりました。

「キミ、近代的なクスリを否定するとはどういうことだ！」

という感じです。

今にして思えば、時代の主流であった考えに比べて発表が早すぎました。

当時は代替医療や統合医療といった思想はなく、また医療の過剰介入への反省、たとえば、「薬は可能ならば飲まない方が良い」といったトレンドもありません。

そんな中での私の発表はまさに裏切り行為であり、狂人扱いされるものでした。

大学にしてみれば最先端の遺伝学の研究をしてくれると思って教授として迎え入れたら、正反対の代替医療、伝統医療を応援する主張を始めたわけです。

内心では賛同してくれた方がいたのかもしれませんが、いずれにせよ、私には〝異端〟のレッテルが張られました。

そのあとです、私の教室の学生たちにかぎって卒業論文がリジェクト（却下）されるようになりました。外国の学術誌にはアクセプト（採用）されている内容の論文が、なぜか自身の学校では学位論文として拒否されるのです。

学生たちからは懇願されました。

「先生、たのみます！　ここで先生が自説を曲げなかったら、自分たちは学位がもらえないから就職できない。これまでかけた時間がムダになってしまう」

これが一番こたえました。一週間のあいだ悩み、妻からも「ここは妥協したら？」とアドバイスされました。

悩み抜いて、結論を出しました。

申し訳ない、自説は曲げられない。

結果として学生たちには他の指導教授の教室に移ってもらいました。

その後のことです。当時、アフリカで猛威を振るっていたエイズに対抗する医療機関を支援するためにカンパで集めたお金について、贈収賄と詐欺の濡れ衣を着せられ、警察の強権的な取り調べに弁護士と一緒に対抗していたところ、教授会から一方的に免職を宣言され、私は京大１３０年の歴史の中で最初に懲戒免職となった人間となったのです。

すぐに記者会見を行い、処遇の不当をうったえたのですが、京大の学閥の壁にはばまれ報道はされませんでした。友人の大部分を失い、厚生省や文部省における地位、研究機関におけるポストもすべてを失いました。

こうして私は一介の医師となり、自身のやり方で末期がんの治療方法を研究し続ける在野の研究者となったのです。

第5章

あなたが〝がん〟と診断されたら

――末期がん医療・実践編

この章では、読者のかた、あるいは読者の家族のかたが実際にがんになったら、どのように行動するべきか、そして、私のクリニックではどのような費用でどのような治療を行うのか、ご説明していきます。

通常の早期がんの場合

定期健診や身体の不調などで病院を受診し、幸運にも早期の段階でがんが発見されたら、まずはパニックを起こさないことです。

早期がんは標準医療でも治療できる可能性があります。

おそらく、通常の患者さんの大部分は住居に近い大病院か、あるいは大学病院に行かれることになると思います。そこですすめられる治療法はガイドラインにそった手術、放射線、抗がん剤の、いわゆる〝3大療法〟です。このガイドラインですが、国立がんセンターのホームページを見れば患者さん向けの簡易版が公開されていますので、まずはそれを読んで、自分に用意された標準療法をよく理解してください。そのうえで、

・病院が推薦する治療を受け入れるか
・よく話を聞いてから決めるか

・それとも、最初から他の治療を選択するか

これを自分の中で決めておくことです。そのうえで担当の医師の話を聞いて、態度を決めるのが良いかと思います。

進行がんが発見された場合

身体に違和感があっても長い間放置していたり、あるいはすい臓がん、肝臓がんのように自覚症状がない場合は、発見された時には進行がんとなっているケースがあります。

この場合にも最初のパターンは早期がんと同じです。大病院、大学病院を紹介され、3大療法の説明と推薦を受けることになります。

ここでも大事なことは、病院に行く前にあらかじめ言われることを想定しておくことです。想定外のことを言われて混乱してしまうのが一番よくありません。

そのうえで進行がんの場合は重大な判断を迫られることになります。すなわち、同じ病院で治療を続けるか、それとも病院を変えるかです。病院と主治医を変えることには恐怖があります。患者さんの多くは、そこでだまって担当医を受けいれてしまいます。

私が患者さんから一番に相談を受けるのが、この問題です。ですから、そうした時の行

動パターンを整理してみます。

病院を変える

大病院の場合、患者さんに示されるのは100パーセント、ガイドラインに沿った治療です。そこで患者さんがほかの可能性を検討したいときに、医師がそれを受け入れて要望を聞いてくれそうな雰囲気を出しているときは、迷わず相談してみましょう。

問題は、患者さんの要望をとても聞いてくれそうにない医師の場合です。その場合には「少し考えてみたい」といって、いったん持ち帰りにします。つまりは即答しないで態度を保留するのです。そのうえで担当医師の指示にしたがうか、それとも、ほかの治療法を実施しているクリニックなどに行って意見を聞くか、どちらにするのかを検討します。

ここで問題になるのがセカンドオピニオンです。というのも、都市圏の大病院ならさまざまな大学の出身者がいますから病院を変えれば違う意見が聞けるのですが、地方の大病院の医師は大部分が同じ大学の出身者ですし、市中のクリニックなどでも同じ大学で研修している場合が多いので、やはり同じ意見になってしまうケースが多いのです。こうした場合は東京や大阪の病院をさがして、考えかたの違う医師にセカンドオピニオンを求めるしかありません。患者さんが動けない場合は家族が代わって行くことになりますから、患者さん本人ではなく、ご家族であっても説明をしてくれる医療機関をあらかじめ探しておきます。

標準医療以外のクリニックを選択する場合

患者さんのがん種別と進行度を考えたときに、標準医療では治癒が望めない場合には、それ以外の治療法の選択を検討することになります。

当然ながら治療法については下調べをして、期待を持てる施設を選んでおくのが前提です。クリニックは自分たちの治療をすすめてきますので、あらかじめ治療法の想定をしておかないと、どうしていいかわからなくなります。「抗がん剤を使わないならドコでもいい」といった考えではなく、やはり自分で「これ！」という治療法を選んでからクリニックを訪れるべきです。

もしも治療法が決められない場合は、手間ではありますが、いくつかのクリニックに行って話を聞くことになります。ただしその場合、それぞれのクリニックの医師で言うことが違うので、ますます患者さんが混乱してしまう場合があります。その場合に決め手となるのは、なんといっても〝数字・データ〟です。担当の先生に対して、「自分と同じタイプの患者を診ているか？　その治療実績は？」と率直に聞いてみて、はっきりした数字を教えてくれるか、あるいはその場でなくても自分のクリニックの治療実績を調べて後から教えてくれるクリニックを選ぶべきです。

また、いろいろなクリニックの医師が著書を出していますから、それをよく読んで納得できるクリニックを選ぶのも良い方法です。その際は、著書の中で〝どれくらいの患者さんを診ていて、どれくらいの成功率があるのか〟をはっきりと書いている医師は信用できます。

このあとにも申し上げますが、かかる治療費という側面において、独立系のクリニックは、保険診療をしている病院には対抗できません。また扱っている患者さんの件数においても大病院と比べれば格段の違いがあります。そんななかで自由診療のクリニックをわざわざ受診する理由があるとすれば、生存率、治癒率、これしかありません。クリニックが扱っている実績は、どれほど多くても100人か200人。そんな中での成功率をとるか、それとも大病院の母数（全体の件数）を信頼するか。数学的、統計的にはいろいろ言えるのですが、最終的に決めるのは患者さんと、その家族です。ですから、自由診療のクリニックを受診するときには、まず数字上の実績、これを調べてから受診なさることをおすすめします。

費用の問題

もう1つ、さけて通れないのが費用の問題です。

自由診療を実施しているクリニックでは当然のことながら国民健康保険は使えませんから、診療費は10割負担となります。また高額療養費制度もありませんから、自己負担額の上限もありません。結果として費用が高額になってしまうケースが多いのです。実際のところは自由診療をさして単純に〝高額〟と決めつけてしまうことには大いに反論があるのですが、それについてはこの後のコラムをご覧になってください。

自由診療は保険診療とちがってクリニックによって採用している手法も治療費もバラバラです。なかには非常に高額な治療費が必要になるケースもあります。そうした治療費に関する情報をなにも知らないまま、いきなりクリニックに来院される患者さんが、実際の費用を聞いてショックを受けるケースがとても多いのです。

私の経験を申し上げると、最初のころは患者さんに対して治療法と効果の説明を先にしていました。ところが、あとから金額を聞いて「自分には払えない」とがっかりする患者さん、「お金がないから、自分の命はたすからないのか」と絶望してしまう患者さんがいらしたのです。この〝絶望〟という感情が、病状に対してどれだけマイナスにはたらいてしまうことか。

ですから、ここでも下調べが大切になってきます。クリニックのホームページを見たり、来院前に電話で教えてもらえるのであれば質問してみたりして、おおよその金額を調べてからクリニックを受診しましょう。つまり、事前情報と自身の経済状況を比較して、「ここまでは払える、これ以上は払えない」という心づもりをしてから、クリニックを受診するのです。

医師とのコミュニケーション

こうして治療法と費用の見当がついたら、あとは来院です。なにも遠慮は必要ありません。質問したいことは何でも質問しましょう。

逆に医師からの質問については、なんでも包み隠さず教えてください。現在の体調、治療法に関する印象、実践している治療法などなど。

ここでクリニックによっては、問診での混乱を避けるために、あらかじめ病状と話したいことを資料にまとめておいてくださることを希望するケースがあるのですが、私の場合はちょっと違っています。あくまで私個人の希望とことわったうえで申し上げますが、資料をまとめるよりも、まずはご自身の現在の心境と考えをストレートに話してほしい。私のほうからも自分にできること、できないことをストレートに申し上げます。

全体にいえることですが、患者さんが求めているのは治療法の原理とすばらしさではありません。「自分は助かるのか、助からないのか」これを聞きに来院しているのです。私自身はそうした疑問に答えられるような医者たるべく、これまで努力をしてきました。患者さん側においても、そうした問いかけにストレートに答えてくれるクリニックを選ぶのが良いと、私は考えます。

私のクリニックの場合

ここから先は、私が勤務しているクリニックにおける診断と治療、そして費用に関するご説明です。

治療の可能性をさぐる

患者さんが私の勤務しているクリニックにいらっしゃるきっかけはさまざまです。口コミや私の著作をお読みになったケースや、担当医師からコッソリと紹介してもらったケースなどがありますが、いずれしても最初は来院ではなく電話での面談がスタートになります。これは医師や病院からの紹介があっても変わりはありません。

なぜ、最初は電話から始めるか。それは、せっかく来院していただいても最初から治療がはじめられない場合があるからです。それはたとえば、

・治療の考えかたがあわない
・薬剤を投与する経路がない
・すでに肝臓、腎臓ほかの多臓器が不全を起こしている

といったケースです。

治療に対する考えかたが合わない

患者さんが想定している治療法が、そもそも私たちが実施している治療法と違っている場合があります。また、あらためて私たちの方法をご説明しても理解と同意が得られない場合があります。そうした場合は来院いただいても治療を開始することができません。

患者さんに病院を切り替えるだけの心の準備と覚悟ができていない場合も同様です。患者さんとご家族の意見が一致していないケースもあります。

病状がすでに取り返しのつかないところまで進行している

私は自身の治療法の効果と実績には相応の自信を持っていますが、それが〝万能の治療法〟であるとは考えていません。残念ながら、がんの進行が一線を超えて、私たちのアプローチでも効果が期待できないケースは存在します。

たとえば患者さんの状態が栄養療法を受け付けないケースです。私の末期がん治療の第一歩は栄養療法による体力と免疫力の改善です、これによって時間をかせぎ、さらなるステップへの耐久力を準備します。ところが全身の衰弱でサプリメントや薬剤の経口投与ができない、胃ろうやＣＶポートといった投与の経路も用意されていない、ならば手術でこれから用意しようとしても、手術にたえられる体力がない。こうした状態では治療を開始することができません。

もうひとつは、がんの転移が多臓器におよんで、特に肝臓と腎臓という体内を解毒する２大器官がすでに機能不全におちいっているケースです。こうなってしまうと、いかなる処置を施しても全身の衰弱が止められません。

こうした内容を電話で先にうかがって、治療が難しいと判断すれば、その場合は申し訳ありませんが率直にお伝えすることにしています。「ひょっとしたら治せるかもしれない」といった希望を持たせることは、むしろ患者さんの残りの人生にマイナスになると考えているからです。

逆に申し上げれば、これらの条件がクリアできていれば、たとえ進行がんであっても治療の望みはあります。最初に診断を受けた医療機関でステージ3または4という説明を受けられた患者さんは、ぜひとも早めの判断とご連絡をお願いしたいと思います。

電話の次は面談

こうして電話の面談で最初の条件をクリアした患者さんには、クリニックにお越しいただくことになりますが、私が担当する患者さんは大部分が末期がんの患者さんですから、入院していたり遠方への外出が難しかったりする場合があります。そうした時には、こちらから往診カバンを持って患者さんの入院先に出向いたり、駅に近い喫茶店などを利用することもあります。

面談では、まずはお話を十分にうかがいます。お話しいただく内容は、これまでの治療の来歴、現在の痛みや感じている不具合、現在の主治医の主張とご家族の意見など多岐にわたります。

このとき、可能であればカルテの写し、画像データ、検査データなど、あるいは専門家の診断した正確な資料である紹介状（医療情報提供書）をいただくことになります。

そこであらためて治療の可能性を判断して、患者さんに私たちの治療を受けるかどうか判断をお願いすることになります。このとき、患者さんが即座に判断することはまれで、たいていは持ち帰って検討ということになります。ご自宅に帰られて、家族や関係者のかたとも相談のうえで、治療を受けると決断された患者さんには、あらためてクリニックに来院いただき、それぞれの患者さんに合わせて治療計画をこちらから提案し、ようやく治療のスタートです。

最後に残る2つの大きな問題

さて、こうした段階を踏まえて私の治療を受ける決断をされる患者さんは、だいたい10人に１人か２人です。残りのかたは元の主治医のもとへもどって行かれます。それぞれの患者さんに事情がありますが、大きく分けると理由は２つになります。つまり、〝お金の問題〟と〝患者さんの覚悟の問題〟です。

費用の問題

まずは費用の問題です。私の行っている治療法は栄養療法、温熱療法から免疫・遺伝子治療、安定ヨウ素水、G&CVに至るまで、すべてが自由診療ですから、治療費の自己負担率は10割になります。また高額医療費支給制度も使えませんから、一定額以上が免除になることもありません。

それぞれの費用を順番に説明していきましょう。

栄養療法

現在の私の栄養療法はG&CVのサブセット（一部）であるベースというサプリメントを使用しています。

G&CVを使用しない場合は別のサプリメント代が1か月あたり5万円から10万円ですので、ワンクール（3か月）で15万円から30万円となります。

温熱療法

具体的な実施方法によって違いが出てきます。全国各地にある陶板浴の施設を利用するのでしたら、１回あたり１０００円から２０００円程度。そして回数を増やしたい場合には、安価だが場所を取るドーム式（30万円）か、簡便な毛布式（30万円～１００万円）の導入をお勧めしています。こちらは一度購入してしまえば、あとは必要になるのは電気代だけですので、温熱浴の回数を考えればこちらの方が経済的になる場合があります。

免疫療法

免疫療法は1回あたり、およそ30万円です。最新の研究によれば、免疫療法の効果が上がってくるのが、およそ6回の施術からとのことなので、1クールを6回として、最低でも1クールを実施します。これで１８０万円です。

遺伝子治療

遺伝子治療が1回あたり約16万円。３か月かけて3回から5回実施しますので、総額では48万から80万円となります。

フコイダン入り水素水

濃度と成分によって３つのバリエーションがあります。

基本的な濃度のものが1万7千円、高濃度のものが2万円、βグルカンという薬効成分を配合したものが2万7千円で、これを1か月あたり2本、最短でも2か月は使用しますので、2か月分の費用はそれぞれ6万8千円、8万円、10万8千円となります。

安定ヨウ素水

患者さんのコンディションと治療方針によって変わってきます。

安定ヨウ素水の目的は前述のがん細胞タイプ2（血中を遊走するがん幹細胞）の根絶にありますので、最初にCTC検査を受けていただきます。これが1回20万円。

ここで現状を確認した後、安定ヨウ素水の服用を始めていただくのですが、この安定ヨウ素水の500ccボトルが1本3万円。1日の服用量が100ccなので一か月で3000ccとなり、ボトル6本で毎月18万円となります。効果が出るのは最短で2週間、長くて1か月から2か月程度となります。

2か月間の服用後に効果の確認のためにCTC検査をもう一度行います。

こうして2か月の総額が76万円となりますが、費用をかけたくない場合には最初のCTC検査を省略して効果の確認だけにすることも可能です(合計56万円)。

G＆CV

現在は単体での投与という形ではなく、〝臨床試験への有償参加〟という形式をとっています。諸費用を含めて、ひと月あたりの参加費用が22万円。これをワンクール（６か月）継続しますので、合計１３２万円の参加費となります。

全体として

こうして全体の費用をおおまかに計算してみると、最初の３か月の総額がおよそ３００万円となります。ただし、誤解しないでいただきたいことが２つあります。

１つは、〝これだけ費用が掛かるのは最初の３か月間だけで、その後の費用は下がっていく〟ということ。

もう１つは、〝これはすべての施術が必要と判断した場合の最大費用であり、実際には病状および予算を考えながら、必要な施術だけを実行していく〟ということです。

期間についてですが、総額３００万円という費用は最初の３か月間だけで、４か月めからは費用が大幅に少なくなっていきます。具体的に申し上げると、４か月め以降は、まず遺伝子治療が不要となります。つぎに免疫療法ですが、最初のうちは２週間から３週間に１回のペースだったものが、４か月め以降は効果を見ながら１か月から２か月に１回ぐらいにペースが減っていきます。温熱療法については、最初に設備を購入してしまえば、あとは電気代以上の費用は掛かりません。残るは栄養療法としてのサプリメントですが、これが月額10万円ほど。すべてを合わせても3か月で50万円ほどになります。

経過が順調ならば、免疫治療も切り上げ、サプリメントの分量も減らしていきますから、4か月め以降にトータルでかかる費用は、考えられるすべての治療を合わせても年間100万円程度です。

もう1つが、2番目に申し上げた治療の範囲と規模の問題です。最初の3か月間で300万円というのは、考えうる治療のすべてを投入した場合の費用であって、患者さんのコンディションによっては特定の施術を外す場合があります。また患者さんの意向によっては、「すでに標準療法では打てる手がないと言われた。ほかに安価な治療法はないか」というリクエストに応えて、第3章でご紹介したフコイダン入り水素水の服用だけを続けていただいて、もう何年も元気に延命を続けている患者さんもいらっしゃいます。

費用計算とお支払いについて

費用の告知と支払いの問題も重要です。

私のクリニックでは、治療にかかる費用について、最初にご相談を受けた時からできるだけ早めにお伝えするようにしています。なぜならば、治療を受けるか決断をするときに費用の問題が重要になってくること、もう1つは、この章の最初で申し上げたように、自身が受けることのできない治療法の説明を受けることは、精神衛生上よくない場合が多いからです。

治療費のお支払いについては、現在のところは毎月の集計で月末にお支払いいただくことで、問題なく運用できています。こうすることで患者さんも自分が納得できれば翌月の治療を受けることができて、なおかつ先の費用の予測も立てやすくなります。

私が末期がんに取り組み始めた最初のころは、通常の医療機関と同じように、すべての治療が終わってからまとめて精算をしていたのですが、これはうまくいきませんでした。治療を始めた時には「命はお金にかえられない」と考えていた患者さんと家族が、いざ治癒してみると「これからの生活にお金を残したい」と支払いをしぶるケースが出てきたのです。それならば、と欧米の医療機関のように全額先払い方式を採用して、必要のなかった費用は返金する形式もこころみたのですが、これは後になって治療の結果にかかわらず理屈をつけて「返金して欲しい！」という声が相次いでうまくいきませんでした。結果として最初に申し上げたような月ごとの清算と支払いを採用し、現在ではうまくいっています。

患者さんの意識と覚悟の問題

前書きでも申し上げましたが、私が患者さんの治療を引き受けるにあたって、必須としている条件が3つあります。それは、

・患者さん本人の強い意志
・家族や友人の強いサポート
・患者さん、そして家族、友人と私たち医療スタッフの信頼関係

の3つです。

この3つがそろわなければ、治療は開始できませんし、するべきではありません。

最初の〝患者さん本人の強い意志〟については、言うまでもありません。「自分は絶対にこの病気を治す」という強い決心がなければ、途中であきらめたり、また治療に戻りたくなったりと、効果の期待できる治療を継続できる見込みはありません。

次の〝家族や友人の強いサポート〟は2つの意味で重要です。まずは治療のサポート役としてです。末期がんの患者さんは全身が衰弱していますから、入院のために移動するだ

けでもひと苦労です。そんなとき、いざとなれば自分の都合を投げ出してでも患者さんの治療をサポートしてくれる周囲の人の存在はとても重要になってきます。

２つ目の意味は治療方針の統一です。患者さん本人が覚悟を決めても、親族がうたぐり深かったり、あるいは治療にかかる費用と時間や手間を惜しんだりと、患者さんの決定に協力するつもりがなければ、途中で反対意見に押し切られて治療を中断してしまいかねません。また、親族が「できることをしないで後悔したくない」と治療に前向きなのに、患者さん本人がすでに人生をあきらめてしまっているケースもあります。特に問題が大きくなるのが、親族・関係者に医療従事者がいる場合です。医師、看護師、薬剤師といった人たちは癌治療学会のガイドラインを深く理解しないまま完全に信じ切っている場合が多いですから、「なんで大病院から、そんな小さなクリニックに移るんだ！」と話がこじれます。

ですから私は治療の相談を受けても、親族と関係者の意思が統一されていることを確認するまでは治療を引き受けることはしません。

最後の〝私たちと患者さん側の信頼関係〟も治療を成功させるために重要です。私たちは患者さんにベストの施術や処方をつねに考えて治療方針を決めています。このとき、たとえば「この薬は怪しい」と患者さんや周囲のかたが考えて処方した薬剤をこっそり捨ててしまっていたら、双方にとって不幸な結果になることは明らかです。また患者さんには朝昼晩の食事や服薬の状況、体重、胸囲、腹囲などを毎日記録してもらっています。この情報にもとづいて私たちの治療方針は決まってきますので、ここにウソがあったら私たちは正しい治療ができません。

このように、最初に挙げた3つの条件は治療を成功させて、患者さんを生還にみちびくために、どうしても必要なことなのです。

治療の実際

ここからは、実際に私のクリニックにいらした患者さんが受ける治療の流れです。できるだけ簡潔に実際の体験が想像できるように心がけました。

効果が表れるのは3か月めから

たとえば標準医療で使用される抗がん剤は、がんの実態と薬剤の選択がピタリと合えば数日で大きながんの病巣を消去することができます。

いっぽうで私の採用している手法は、すでに抗がん剤すら効かなくなった末期のがん患者さんの体力を底上げし、本来の生命力を副作用で傷つけることなく自己回復を支援するという、ゆっくりとしたアプローチです。

ですから、私の治療法で患者さんの体感や検査に治療の結果があらわれるのは早くても1か月、長ければ2～3か月の期間がかかります。こうした経験をふまえて、私はすべての患者さんに対して、治療を開始する前に「効果が表れるまで3か月の期間をください」と申し上げています。

最初の診断で患者さんに合わせた治療計画を作り、1か月ごとにCTなどの画像診断を使って治療が順調であるかを確認していきます。回復が順調ならばプラン通りに、進行が良くなければ投薬を増やしたり治療法の組み合わせを変えたりして、よりよい方法をさぐっていきます。

最初は患者さんの状態を把握

治療が決まったら最初は患者さんの状態の把握です。食事はとれるか、体重は減っていないか、便通は、体温は。こういった視点から全身状態の改善が必要かを検討します。

まずは全身状態の改善が必要となったら、これまであげてきたフコイダン入り水素水、G&CVといったサプリメントで、がん細胞の出している活性酸素を中和して体力の底上げをはかります。
そのうえで、最初は安定ヨウ素水でがんの撃退をねらっていきます。

がんの大きさを考えて遺伝子治療

ここでネックになるのが治療のスピードです。サプリメントと安定ヨウ素水の効果が表れるのは早くて1か月。免疫療法も採血から準備ができるまでに2～3週間の期間が必要です。つまり治療の効果が出てくるまでにどうしても時間差が生じます。そこで検討するのが遺伝子治療です。かんたんに言ってしまえば、がん細胞のかたまりが大きければ、まずそれをつぶして時間をかせぐのです。

そのため最初の診断で全身のがん組織の大きさを判断します。具体的な数ではありませんが、画像診断や腫瘍マーカーの結果を見て、がんの大小を判断のうえ遺伝子治療の導入を決定します。

温熱療法の導入を判断

ここで患者さんの体温、栄養状態その他、総合的な体力によって温熱治療の導入を判断します。本当を申し上げれば、がんが成長しやすい低体温状態の患者さんの全員に温熱療法を受けてほしいところですが、温熱療法は患者さんの栄養と体力をうばいます。ですから経口にせよ経管にせよ栄養摂取に問題がある患者さんの場合には温熱療法を避けなければなりません。

すべての治療法はプラスの面もあればマイナスの面もあります。温熱療法についてもそれは同じです。患者さんの体力が熱による衰弱に耐えられるか、発汗による脱水をあとから補給できるか。総合的に判断して導入を決めます。

最近では免疫療法はオプション

以前は来院されるすべての患者さんに免疫療法をすすめていましたが、最近は選択肢の1つという扱いになっています。というのも1回あたり30万の治療を最低でも6回という費用の高さがネックになるのです。

また免疫療法の点滴は肝臓やすい臓など体内の奥にある臓器には効果が高いのですが、最近増えてきた咽頭がんや食道がんなどの体の表面にできる病巣については安定ヨウ素水などを用いた手法のほうが総合的にみて費用あたりのパフォーマンスは高いという傾向があります。

ですから免疫療法については、費用面の負担と、がんのできた部位を総合的に判断してゴーサインを出すことになります。その場合は回数と頻度（投入の間隔）を決めて、採血とNK細胞の培養の準備をはじめます。

治癒までの道のり

先ほども申し上げた通り、私の治療法では最初に効果が確認できるまで3か月程度の時間を要します。そのあいだは、栄養療法、安定ヨウ素水、G&CV、温熱療法、遺伝子治療、免疫療法といった、打てる手段を総動員して治療を進めていきます。そして3か月たって効果が出ていることを確認出来たら、1つずつ使用をやめる治療法を選択していきます。

先ほど費用に関する説明でも申し上げましたが、まずは遺伝子治療を終了します。免疫療法も2〜3週間に1回から、1か月に1回程度のペースに落とします。温熱療法とG&CVによる栄養療法はそのままです。

そうして6か月が経過したところで治療が順調であれば免疫療法も終了して、温熱療法と栄養療法だけで回復状態を維持できるか見てみます。ここで3か月間のあいだOKならば次の3か月、つまり9か月めから12か月めのあいだにサプリメントの量を減らしていきます。

このように1年をかけて、普通の生活ができる状態にまで患者さんを回復させることが基本プランです。

副作用について

私が採用している治療法は、抗がん剤などのように人命を奪いかねないような副作用は基本的に発生しないものばかりです。ですが、遺伝子治療においては、軽い感染症のような症状が出ることがあります。これは遺伝子の運搬にウイルスベクターといって無害化したウイルスを使っていることから、どうしても影響が出てしまう患者さんがいるのです。

また温熱療法は患者さんの体力を消耗し、脱水を起こしますので実施には注意が必要です。

ほかに副作用と言えば、サプリメント主体の食生活によるストレスなどがある程度です。

コラム――費用と覚悟の問題

末期がんの患者さんを自由診療で治療する。それは端的に言って、その人の生活すべてを抱え込むことにほかなりません。

それは、決まったマニュアル――学会が決めたことであれ、自分が発見したことであれ、いずれにせよ――を忠実に実行するという、いわゆる〝医療行為〟とはかけ離れた活動になってきます。

患者さんの人生観、死生観、経済状況、これまでの家族や友人との歩み、それらをすべて受け入れて、もう一度命をつかみ取ろうとする患者さんの戦いの伴走者として一緒に走りぬく覚悟がなければ、末期がんを専門にする独立系クリニックの医師など務まりません。

それはある意味、患者さんの人生の相談役を務めるということでもあります。たとえば予算が100万円しか用意できない患者さんに300万円かかる治療を提示するのは意味がないかもしれない。その時どうするか。治療を断る患者さん、200万円を借金してでも治療を望む患者さん、ベストではないかもしれないけれど100万円の予算内で治療を希望する患者さん、それぞれの決定を尊重して最善を尽くすのが末期がんの医師の責務になってきます。

そのうえで、１つだけ申し上げたいことがあります。

それは、現在の社会全般に定着している「保険診療が正しい医療で、自由診療は邪道だ」という考えは大きな間違いだということです。

たしかに保険診療に比べて、自由診療は高額です。ですがそれは私たちが暴利をむさぼっているからではないのです。例えば、あなたが患者さんとして病院の窓口で払う金額が1万円だったとしても、じっさいの費用が１０００万円以上かかっている医療行為はざらにあります。その差額はどこから出るのでしょう？　税金からです。つまり私たちは高額な医療費を税金という形で、別の窓口から支払っているのです。そしてこの保険医療のコストが年間およそ40兆円の社会保障費として国の財政を圧迫しています。この状況を見れば、従来の安価な保険診療と高価な自由診療という図式は、破綻するか、大幅な見直しを迫られるか、いずれにせよ大きな変化をせまられることは、理解できている人には明らかな状況なのです。誰もが自分の医療費を自分で確保して自衛する、そんな時代がすぐそこまで来ています。

そのうえでもう1つ、これは患者さんたちの人生についてですが、どうしても申し上げたいことがあります。それは、

なぜ自分の将来に健康に備えておかないのか?

という、いささか苦い申し立てです。現在の日本人は平均寿命の高齢化にともない、2人に1人ががんになると言われています。一般的な日本人が社会に出るのが20歳と仮定して、1か月に5000円の貯金をすれば一般的ながんを発症する年齢である60歳の時には240万円の貯金ができている計算になります。この単純な未来予測がなぜできないのか?

……本当ならば、このコラムはここで終わるはずでしたが、本書の編集者より指摘がありました。それは、

「税金と社会保障費には累進性があり、白川先生の考える自費医療の世界は逆進的ではないか?」

というものです。

累進性（累進《るいしん》課税制《かぜいせい》）とは、要するに富裕層からは税金をたくさん取って貧しい人に再分配することで、納税者すべてが安定して幸せな生活を送れるようにしよう、という考えかたです。逆進的とは、裕福な人も貧しい人も同額の社会コストを払い、結果として貧困層を圧迫してしまう性質を言います。

実を申し上げれば、その問題については私も悩んでいました。以前ですが、実際に生活保護者の患者さんから「アンタはカネで人の命を差別するのか！」と面と向かってののしられたこともあるのです。

そんな私が将来の構想として考えていることがあります。それは診療を開始する前に患者さんから所得証明書、納税証明書を開示してもらい、その生活レベルに合わせた治療費を請求するという医療体制、いってみれば映画『赤ひげ』（黒澤明監督）の世界です。裕福な人も貧しい人も、生活レベルにあった医療費で末期がんの自費診療が受けられる。それはたしかに理想的な世界ですが、まずは自身の治療法が確かに効果があると、世界に認めてもらうことから始めないとなりません。まだまだ道のりは長いと言えます。

あとがき

早いもので、私の著作も本書で5冊目となります。現時点での最新のご報告とはいえ、先に第5章で申し上げたとおり、末期がんの2年半生存率およそ84％というのは、私の治療アプローチもようやく完成の域に近づいた、というのが正直な実感です。

現在、日本国民の2人に1人ががんを発症する時代が来ると言われています。がんという病気が、その発生原因も悪化の過程も複雑多岐にわたっている以上、死亡する患者さんの数はゼロにはならないでしょう。しかしゼロに近づけることはできます。そのために私が日夜取り組んでいることは2つあります。

1つは、より効果的ながん治療法を模索すること。
もう1つは、自身の発見した治療法の普及に努めることです。

現在の私たちは、幾人かの信頼できる医療関係者の協力を得て、〝TS-ネットワーク〟という組織づくりを始めています。TSとは統合医学先進医療の略で、標準医療にはない、より効果の高いがん治療を探索し、その情報を共有しようというグループです。

もしこの本を読んでいる医療関係者のかたがいましたら、２つの要望があります。

１つは、この本に挙げた治療法の追試験。もう１つは、このＴＳ-ネットワークへの参加です。私は自身の治療法を独占するつもりはまったくありません。どなたでも参加していただき、その普及を助けていただければ、これにまさることはありません。また独立系クリニックのかたで、より良いがんの治療法を実践していらっしゃるかたがいれば、それを普及する一助となることもいといません。ぜひともご検討いただければと思います。

また、ご自身か、あるいはご家族で、すでに末期かそれに近いがん患者のかたがいましたら、いつでもご相談ください。

私の連絡先は次の通りです。

ＴＳ-ネットワーク（統合医学先進医療ネットワーク）
〒１０４-００６１
東京都中央区銀座７丁目13番６号　サガミビル２Ｆ
電話０３-６８６９-７２７３

最後に、本書の執筆と、それにとどまらず医療活動の全般を支えてくださった皆様に感謝の言葉を申し上げます。

まずは妻と家族に。私は自身の活動のために家族を犠牲にしてきました。夫として、父としては完全に失格である私を支えてくれる家族には感謝の想いしかありません。つぎに自分を気づかい、サポートして下さる隣人たちに。皆様の助力なしでは私の活動はありえませんでした。

最後に、私に大切な命をあずけてくださり、私と共に生きて、そして回復したすべての患者さんと、力およばず亡くなられたすべての患者さんに。皆様に報いるためにも、末期がんの治癒率100%を達成するその日まで、私の取り組みは終わりません。

長くなりましたが、本書が全国のがん患者さんの一助となることをかさねて願って、このあたりで筆をおきたいと思います。

2021年2月　医学博士　白川太郎

あとがき

著者略歴

医学博士
神奈川県　ユニバーサルクリニック川崎　院長
TS-ネットワーク（統合医学先進医療ネットワーク）代表
元京都大学大学院医学研究科教授
元ウェールズ大学医学部助教授
元オックスフォード大学医学部講師
元南京医科大学客員教授
元中国第４軍医科大学客員教授
元長崎ユニバーサルクリニック院長

略歴

1955年　大分生まれ
1983年　京都大学医学部卒業（医師免許取得）
　　　　京都大学胸部疾患研究所付属病院第一内科入局
1984年　高槻日本赤十字病院呼吸器科入局
1987年　大阪大学医学部環境医学教室助手
1991年　オックスフォード大学医学部内部留学
1995年　大阪大学医学部にて医学博士号取得
　　　　大阪大学医学部環境医学教室講師
1995年　オックスフォード大学医学部呼吸器科講師
1999年　ウェールズ大学医学部大学院実験医学部門助教授
　　　　中国第４軍医科大学付属西京医院呼吸科客員教授
　　　　南京医科大学国際鼻アレルギーセンター分子アレルギー部門客員教授
2000年　京都大学大学院医学研究科教授
2001年　理化学研究所遺伝子多型研究センター・アレルギー体質関連遺伝子研究チームリーダー（非常勤）兼務
　　　　理化学研究所遺伝子多型センター・機能相関グループ・チームリーダー
2006年　臨床研究に主眼を置き、臨床研究分野に
2008年　長崎県諫早市にユニバーサルクリニックを開設、院長就任
2013年　統合医学医師の会会長、NPO法人統合医学健康増進会理事長就任
　　　　銀座に医療法人白金会東京中央メディカルクリニック開設、院長就任
2016年　TS-ネットワーク（統合医学先進医療ネットワーク）代表就任
2018年　医療法人兎月会　如月総健クリニック院長就任
　　　　東京都赤坂フロイデクリニック特別顧問就任
2021年　神奈川県　ユニバーサルクリニック川崎院長就任

ユニバーサルクリニック川崎
〒210-0007　神奈川県川崎市川崎区駅前本町11-２
川崎フロンティアビル12階

末期がんバイブル

ステージ4からのサバイバル・ガイド

2021年３月22日　初版発行

著　者　白川　太郎

発行者　猪飼　大輔

発行所　株式会社四海書房

〒153-0061　東京都目黒区中目黒2-8-7-303

TEL：03（5794）4771　FAX：03（5794）4772

email：shikai@jeans.ocn.ne.jp

印刷所　株式会社平河工業社

ISBN 978-4-903024-30-1

定価はカバーに印刷してあります。

乱丁落丁本は弊社でお取替えいたします。